Zu diesem Buch

«Atmen und leben» betrachtet den Atem und den Vorgang des Atmens auf völlig neue Art und Weise. Durch Aufdecken der Beziehung zwischen unseren Gefühlen und den entsprechenden Atemmustern stellt Selbys Methode eine praktische Anleitung dar zu emotionalem Heilen, die den Atem spontan zuläßt und uns zu einem entspannten und befreiten Umgang mit unserem Körper führt.

«Atmen und leben» integriert darüber hinaus die körperlichen, geistigen und seelischen Wege zu körperlichem Wohlbefinden, geistiger Entwicklung und erweitertem Bewußtsein.

John Selby, geb. 1945 in Kalifornien, studierte Psychologie und vergleichende Religionsforschung an der Princeton University und der University of California. Unter A. Lowen und C. Kelley widmete er sich dem Studium der Bioenergetik. Seine praktische Ausbildung erhielt er am Radix Institute. Verschiedene Forschungsaufträge führten ihn u. a. an das «Neuro-Psychiatric Institute» in New Jersey und das «American Institute of Visual Health».

John Selby ist Co-Autor von Lisette Scholl «Das Augenübungsbuch» (rororo 7881). 1986 veröffentlichte er «Einander finden. Übungen zur Psychologie der Begegnung in Freundschaft, Beruf und Liebe» (rororo 7991).

John Selby

Atmen und leben

Ganzheitliche Gesundheit durch Atemintegration

Aus dem Amerikanischen
von Marianne Gollub

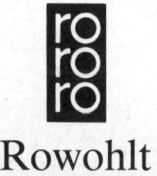

Rowohlt

Gesundheit steht bei den meisten Menschen
an erster Stelle ihrer Wünsche an die persönliche
Zukunft. Gesund sein, das bedeutet nicht nur
nicht krank sein. Gesundheit manifestiert sich
in körperlich-seelischer Harmonie, im entspannten Umgang mit dem eigenen Körper.
Denn viele organische Leiden haben ihre Ursache
in seelischen Verspannungen, bei denen
die herkömmliche Pharma- und Apparate-Medizin
meist versagt.

<u>Medizin und Gesundheit</u> faßt deshalb das
Themenspektrum weit. Unter dieser Klammer
erscheinen Titel zu neuen Entwicklungen der
naturwissenschaftlichen und psychosomatischen
Medizin und zur Medizingeschichte, aber auch
praktische Ratgeber zum Umgang mit spezifischen
Krankheiten und ihrer Heilung. Ernährungs-
ratgeber sind hier ebenso zu finden wie Bücher
zum Stressabbau, zu Körpertherapien und
Entspannungsprogrammen.

Umschlagentwurf Manfred Manke
«Atmen und leben» erschien als deutsche
Erstveröffentlichung unter dem Titel «Natürlich atmen»
bei dem Sphinx Verlag in Basel
Illustrationen: Marianne Gollub

Veröffentlicht im Rowohlt Taschenbuch Verlag GmbH,
Reinbek bei Hamburg, März 1987
«Responsive Breathing» Copyright © 1984 by John Selby
«Natürlich atmen» Copyright © 1984 by Sphinx Verlag Basel
Gesamtherstellung Clausen & Bosse, Leck
Printed in Germany
980-ISBN 3 499 18320 X

Die Hoffnung auf
ein besseres Leben
ist unauslöschlich
eingewoben in unsere
Herzen und Gedanken

Paul Simon

Inhalt

Jeder Mensch besitzt eine natürliche Selbstheilungskraft, mit deren Hilfe er sich von emotionalen Traumata erholen und von den ihn einengenden Hemmungen befreien kann. Wir überstehen Liebeskummer oder den Tod eines geliebten Menschen, erholen uns von dem Schock eines Unfalls und können uns von der nachfolgenden Anspannung und dem Stress der Situation nach einer gewissen Zeit lösen und uns entspannen. Zweifellos sind wir mit der Fähigkeit geboren, unsere emotionalen Wunden selbst heilen zu können.

Ebenso besitzen wir die natürliche Fähigkeit zur ständigen Weiterentwicklung unserer Persönlichkeit, und wir erfahren im Verlauf unseres Lebens laufend neue Ebenen des Verstehens und gewinnen neue Einsichten.

Wir wissen aber auch, dass allzu oft die Ängste und Hemmungen traumatischer Erfahrungen unser weiteres Leben negativ prägen. Wir alle haben, besonders in der Kindheit, durch den Kontakt mit der Aussenwelt Verletzungen unserer Gefühle erfahren, und die dadurch entstandenen Spannungen und Einengungen verschiedenster Art tragen wir unser ganzes Erwachsenenleben hindurch in uns. Unsere Persönlichkeitsentfaltung kann durch inzwischen habituell gewordene Ängste, Stresszustände und Depressionen ernsthaft behindert werden, und sogar unsere physische Gesundheit kann eine ungünstige Beeinflussung erfahren.

Wie entstehen diese negativen Gewohnheiten, die für unerwünschte körperliche und emotionale Zustände verantwortlich sind, und wie können wir aus ihnen ausbrechen und unser Lebensgefühl und unsere Gesundheit positiv beeinflussen?

Diese Fragen haben Menschen seit Tausenden von Generationen

überall auf der Welt beschäftigt. Die Traditionen aller Kulturen haben Methoden entwickelt, das Leiden der Menschen zu erleichtern. Da ich als Therapeut täglich mit Menschen arbeite, deren Verhaltensmuster ständig Depressionen, Angstzustände und Stress hervorrufen, hat auch mich die Notwendigkeit emotionaler Heilung zur Entwicklung möglichst effektiver Techniken herausgefordert.

Die hier vorliegende Diskussion gibt Ihnen eine leicht verständliche Einsicht in die Problematik, und die praktischen Anleitungen und Übungen werden, in den meisten Fällen ohne Hilfe eines Therapeuten, erfolgreich zur Selbstheilung Ihrer emotionalen Schwierigkeiten führen.

Es gibt keine Spontanheilung von Beklemmungen und Atemhemmungen. Sie werden nicht wie durch ein Wunder nun plötzlich von allen Ihren Schwierigkeiten befreit sein. Jedoch haben die hier beschriebenen Heilmethoden einen so erstaunlichen Erfolg gezeigt, dass sie auch über die Therapiesituation in einer Praxis hinaus Anwendung finden sollten bei allen, die selbst etwas für die Heilung ihrer emotionalen Probleme tun möchten.

Der Erfolg dieser Heilmethoden liegt nicht in deren Abweichen von traditionellen Methoden, sondern in der Integration der verschiedensten Heiltraditionen zu einem neuen, in dieser Art einzigartigen Verständnis emotionaler Heilung.

An dieser Stelle möchte ich auf verschiedene Quellen hinweisen, die wesentlich zur Entwicklung dieser Heilmethode beigetragen haben.

Frühe Pioniere der Psychologie wie Sigmund Freud und C. G. Jung haben zweifellos einen wichtigen Beitrag zur Erhellung der menschlichen Persönlichkeit geleistet.

Ein anderer wesentlicher Beitrag kommt von Wilhelm Reich, der als erster beobachtete, wie Menschen atmen, und auf welche Weise Atemmuster mit bestimmten emotionalen Zuständen in Verbindung stehen. Er integrierte das Atemverhalten in die konzeptionelle Psychologie. Weitere Schlüsselfiguren sind Moshe Feldenkreis und Ida Rolf, Carl Rogers und Fritz Perls.

Auf einem völlig anderen Gebiet haben physiologisch orientierte Wissenschaftler wie Pawlow und Skinner aufgezeigt, auf welche Weise unsere Instinkte sowie unser erlerntes Verhalten lenkend auf unsere Atemmuster einwirken. Keine emotionale Heilmethode kommt umhin, das Wissen darüber, wie Gewohnheiten gebildet und verändert werden, miteinzubeziehen.

Auch waren es bestimmte Menschen meiner Kindheit, deren Weisheit meine Erkenntnis der menschlichen Natur grundlegend beeinflusst haben. Therapeuten und Psychologen sind mit Sicherheit nicht die ersten, die die Entstehung von Gewohnheitsmustern erforscht und Einsichten in den Prozess emotionaler Heilung gewonnen haben.

In diesem Sinn möchte ich auch die zahlreichen Reisen erwähnen, die mich zu sogenannten primitiven Kulturen geführt haben, insbesondere in Südafrika, Mexiko und Guatemala. Aufgeschlossene eingeborene Heiler offenbarten mir dort Weisheiten, die weit über die Möglichkeiten intellektuellen Verstehens hinaus gehen. Meine Heilungsmethoden beziehen sowohl das generelle Verständnis als auch ganz bestimmte Übungen aus diesen uralten Heiltraditionen mit ein.

Darüber hinaus gilt mein Dank den Personen, durch deren Arbeit und persönlichen Kontakt ich die Erkenntnisse erwarb, auf denen mein eigener Heilansatz heute beruht. Dr. Williard Dalrymple, Rollo May und Dr. Humphrey Osmond waren von starkem Einfluss auf mein Verständnis der Psychologie. Wichtige Einsichten, die in abgewandelter Form in meine Arbeit eingeflossen sind, erhielt ich von Alan Watts, Kriyananda und Stephen Gaskin. Und ganz besonderen Dank schulde ich Dr. Charles Kelley und seinen Mitarbeitern des Radix Institute for Reichian Therapy für ihre Anteilnahme und Hilfe.

Abschliessend möchte ich meine tiefe Anerkennung gegenüber den alten Meistern des Yoga, gegenüber den Zen-Lehrern und anderen mehr spirituell orientierten Pionieren auf dem Gebiet des Atmens zum Ausdruck bringen. Beiträge auch aus jenen Bereichen sind in abgewandelter Form in die hier vorgestellte Heilmethode mit eingeflossen.

Mit Ausnahme bestimmter Techniken und Übungen liegt mein Beitrag zur Tradition der Atemmodifikation weniger in der Entdeckung neuer Wahrheiten als vielmehr in dem Zusammenfügen bestimmter Bestandteile der verschiedenen Traditionen zu einem funktionierenden Ganzen.

Speziell in Hinsicht auf die Entstehung dieses Buches möchte ich Dr. Manfred von Lühmann und Dr. Christa Seidel danken für ihre hilfreiche Kritik und Auseinandersetzung mit dem Manuskript, sowie Wolfgang Gillessen und Rebecca Oriard, die mir halfen, aus vielen meiner eigenen Begrenzungen, die ich selbst nicht sehen konnte, auszubrechen. Tiefen Dank schliesslich schulde ich meiner Übersetzerin, Illustratorin und konstruktiven Kritikerin, Marianne Gollub, die ausserordentlich zur endgültigen Qualität des Buches beigetragen hat.

John Selby

Leben und Atmen

Dieses Buch verfolgt zwei Ziele. Erstens möchte ich Ihnen darlegen, in welcher Weise Ihr physisches und emotionales Wohlbefinden, Ihre geistige Klarheit und Ihre Entwicklung auf spirituellem Gebiet durch Ihre Atmung beeinflusst wird. Wie wir im Verlauf dieses Buchs sehen werden, wird unser gesamtes Leben bestimmt und begrenzt durch habituelle Atemmuster, die jeden Moment unseres Atmens beeinflussen. Wir werden erkennen, wie diese Gewohnheiten entstehen und wie sie zu Ihrem Vorteil verändert werden können.

Das zweite Ziel des Buches ist, die für eine Veränderung notwendigen, praktischen Techniken und Atemübungen vorzustellen. Eine Zusammenstellung traditioneller Therapietechniken aus psychologischen und spirituellen Bereichen mit Verfahren, die von mir und anderen Therapeuten in den letzten Jahren neu entwickelt wurden, eröffnet Ihnen den Zugang zu jenen Übungen, die sich als die wirkungsvollsten zur Erlangung einer ungehemmten Atmung erwiesen haben.

Wir werden mit einer reichen Anzahl instinktiver Atemmuster geboren. Für jede Bewegung und jedes Gefühl, für jeden stimmlichen Ausdruck und jede geistige Verfassung gibt es ein entsprechendes Atemmuster, welches den Körper auf dem gerade notwendigen Energieniveau hält. Mit jeder Änderung Ihrer Stimmung oder Ihrer Tätigkeit geht eine spontane Änderung Ihrer Atmung einher. Dies geschieht ohne jeden bewussten Einfluss.

Oftmals jedoch ist der Ausdruck unserer spontanen Gefühle für unsere Umwelt nicht akzeptabel, und während unserer Kindheit werden wir immer wieder für viele unserer natürlichen Verhaltensmuster bestraft. Diese negative Reaktion unserer Eltern, Lehrer und Spielgefährten löst einen zweiten Aspekt des Atemverhaltens aus: Wir können durch bewusste Kontrolle den Ausdruck unserer Gefühle zurückhalten und neue Verhaltensweisen lernen. Diese Fähigkeit zu lernen hat erst die Kultur der Menschheit ermöglicht. Ebendiese Fähigkeit führt aber auch zu Angstzuständen, chronischem Stress, Verunsicherung und Depression.

Meine Erfahrung ist, dass die meisten unter uns ausserordentlich gehemmt sind, wenn es darum geht, spontan auf eine Situation zu reagieren. Die Furcht vor Bestrafung in unserer Kindheit hat umfassende Atemhemmungen erzeugt, und diese alten Hemmungen, die inzwischen als Gewohnheit zu unserer Persönlichkeit gehören, haben weiterhin, meist ohne dass wir uns dessen bewusst sind, bestimmenden Einfluss auf unser Leben.

Die hier vorgestellten Übungen bieten eine praktische Hilfe zum Ausbrechen aus jenen alten Hemmungen, sie zeigen aber auch, wie man den Atem bewusst kontrollieren kann, wenn die Situation es erfordert.

Wir werden keine neuen Atemmuster antrainieren. Eine noch stärkere Kontrolle des Atemverhaltens würde mehr Schaden als Nutzen bringen. Statt dessen werden wir lernen, zu unseren natürlichen, spontanen Reaktionen zurückzufinden und sie, wenn nötig, in unsere kontrollierten Verhaltensweisen zu integrieren.

Der Ausdruck «Atemintegration» bezeichnet die Fähigkeit, unsere instinktiven Reaktionen und die mehr kontrollierten Verhaltensweisen bewusst miteinander zu verbinden, und ebenso bewusst jederzeit entscheiden zu können, welche der Verhaltensweisen wir für eine jeweils gegebene Situation wählen. Dies scheint ein abschliessender Schritt im Reifeprozess des Menschen zu sein. Um in einer sozialen Struktur leben zu können, müssen wir ein harmonisches Gleichgewicht zwischen unseren eigenen, inneren Gefühlen und Bedürfnissen und denen unserer Mitmenschen finden.

Der Beginn der Atemintegration besteht darin, dass wir uns bewusster darüber werden, wie wir tatsächlich in jedem Augenblick atmen, um erkennen zu können, was für Gewohnheiten es sind, die unsere Atmung kontrollieren, und auf welche Weise Atemhemmungen den natürlichen Ausdruck unserer Gefühle blockieren. Nur, wenn wir uns unserer Atmung bewusst sind, können wir beginnen, sie zu unserem Vorteil zu verändern. Wir alle leiden ab und zu unter Angstgefühlen, unter Stress oder einem Gefühl der Niedergeschlagenheit.

Glücklicherweise bringt die Arbeit an unserem Atem es mit sich, dass eine begonnene Verbesserung in einem Bereich eine Verbesserung in anderen Bereichen nach sich zieht. In meiner Praxis sehe ich immer wieder, dass meine Klienten, während sie ihre Ängste und Depressionen, Stresszustände und geistigen Verwirrungen überwinden, gleichzeitig in der allgemeinen Entwicklung Ihrer Persönlichkeit fortschreiten. Angst z. B. ist eine Beengung, und mit dem Überwinden des Angstzustandes kommt immer eine Ausdehnung, eine Erweiterung der Persönlichkeit. Mit der emotionalen Heilung wird immer auch eine Erweiterung der spirituellen Bereiche und das Eintauchen in tiefere Bewusstseinsebenen der Persönlichkeit erreicht.

Auf einer mehr praktischen Ebene stellen wir ebenso fest, dass unsere geistige Funktionsfähigkeit direkt durch unsere habituellen Atemmuster beeinflusst wird. Wenn Sie aus einer alten, unbewussten Gewohnheit heraus stets flach und unregelmässig atmen, wird Ihre Fähigkeit, sich zu konzentrieren und Probleme mit Hilfe intuitiver Einsichten zu lösen, stets eingeschränkt bleiben. Eine gehemmte Atmung erzeugt ein eingeschränktes Denkvermögen.

Durch Integration von gesunden Atemgewohnheiten mit unseren kognitiven Fähigkeiten jedoch erhalten wir eine verstärkte geistige Leistungsfähigkeit und Klarheit. Dieser Aspekt der Atemintegration ist ebenso bedeutend wie der der emotionalen Heilung.

Natürlich lassen sich die Probleme der modernen Menschheit nicht wie durch eine Wunderkur lösen. Wir sind ausserordentlich komplexe Wesen, und ein Heilungsansatz wie dieser muss Rücksicht nehmen auf die unendliche Vielfalt der menschlichen Persönlichkeit. Ich habe mich in den letzten Jahren auf die Atemtherapie konzentriert, weil in der Anwendung hier konkrete, praktische Möglichkeiten einer emotionalen Heilung und Persönlichkeitsentwicklung liegen.

Der Aufbau des Buches gibt Ihnen zunächst ein klares Verständnis des Prozesses im allgemeinen, nach dem Sie sich selbst ein Übungsprogramm Ihren eigenen, spezifischen Bedürfnissen entsprechend zusammenstellen können. Der erste wichtige Schritt besteht darin, dass Sie sich Ihrer Atemgewohnheiten bewusst werden.

Lassen Sie uns daher zu Beginn sehen, was Sie empfinden, wenn Sie Ihre eigene Atmung nur etwa sechs Atemzüge lang beobachten.

Der nun folgende Hinweis ist vielleicht der wichtigste des ganzen Buches. Wenn Sie in direkten Kontakt mit Ihrer Atmung kommen möchten, müssen Sie sich auf die Empfindung der durch Ihre Nase ein- und ausströmenden Luft konzentrieren. Diese Empfindung führt Sie in jene Bereiche, die normalerweise Ihrem Bewusstsein nicht zugänglich sind.

Indem Ihr Bewusstsein sich aber auf die Empfindung des Atems in der Nase richtet, erhält es dadurch die Möglichkeit, sich zu erweitern, so dass auch die unbewussten Gewohnheiten, die Ihre Atmung kontrollieren und hemmen, in seinen Bereich gelangen. Dieses neue, erweiterte Bewusstsein wird für den weiteren Prozess von unschätzbarem Wert sein.

Sie werden ausserdem plötzlich in Kontakt mit jenem Zentrum Ihres Gehirns kommen, das für Ihre Instinkte verantwortlich ist. Durch diese einfache Konzentrationsübung bringen Sie tatsächlich Ihr Bewusstsein mit Bereichen Ihres Unbewussten in Kontakt. Diese Integration ist für die weitere Entwicklung ungemein wichtig.

Und nun nehmen Sie sich bitte die Zeit, sechs Atemzüge lang Ihre eigene Atmung zu beobachten, und achten Sie auf die Empfindung der durch Ihre Nase ein- und ausströmenden Luft. Lassen Sie die Atmung geschehen und beobachten Sie einfach nur, wie Sie funktionieren, während Sie diese Übung machen.

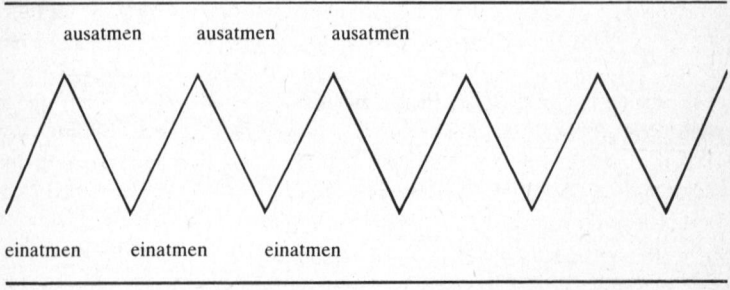

Und nun machen Sie die gleiche Übung mit geschlossenen Augen. Bleiben Sie sich dabei der ein- und ausströmenden Luft bewusst.

KAPITEL EINS

Atmen zum Überleben

Der Atemreflex
Instinktives Gefühl und Atmung

Wir wollen nun erörtern, mit welchen Atemmustern wir auf die Welt gekommen und welche Instinkte uns durch die Evolution hindurch vererbt worden sind. Atmen ist ein Verhalten, das allen höher entwickelten Lebewesen auf diesem Planeten zueigen ist. Wir sind zum Überleben in jedem Moment vollkommen abhängig von unseren Atemreflexen.

Wir können wochenlang ohne Nahrung auskommen, und wir können mehrere Tage überstehen, ohne Flüssigkeit zu uns zu nehmen. Wie lange aber können wir überleben, ohne zu atmen? Was würde passieren, wenn Sie nur für fünf Minuten aufhören würden zu atmen?

Wir werden, wo immer möglich, Pausen einlegen, damit Sie die verschiedenen Aspekte der Atmung, über die wir gerade sprechen, jeweils an sich selbst erfahren können. Jetzt möchte ich Ihnen die Gelegenheit geben, mit Ihrem instinktiven Atemreflex, der Sie am Leben erhält, in Kontakt zu kommen.

Beobachten Sie, was passiert, wenn Sie bewusst ausatmen, und dann Ihren Atem eine zeitlang in dieser Stellung anhalten. Atmen Sie jetzt aus, und bleiben Sie ausgeatmet, bis Sie fühlen, wie Ihr instinktiver Atemreflex Ihre bewusste Entscheidung, den Atem anzuhalten, ausser Kraft setzt.

ausatmen halten   Einatmungsreflex   einatmen

Sie haben nun selbst erlebt, falls Sie den Atem lange genug angehalten haben, dass der Atmungsinstinkt ein überwältigend kraftvoller Reflex ist. Dies hat nichts mit gelerntem Verhalten zu tun. Sie haben nicht gelernt zu atmen, als Sie geboren wurden. Rein instinktiv haben Sie den ersten Atemzug irdischer Luft eingesogen.

Der Hauptgrund, weshalb wir atmen, ist natürlich der, die Ausgewogenheit von Sauerstoff und Stickstoff in der Blutzirkulation aufrecht zu erhalten. Mit jedem Einatmen nehmen Sie Sauerstoff aus der Luft auf, und mit jeder Ausatmung befreien Sie sich von den Abfallprodukten Ihres Stoffwechsels.

Wenn Sie Ihre Atmung beobachten, werden Sie bemerken, dass sie sich automatisch verändert, wenn Sie Ihr Verhalten ändern.

Sogar wenn nur Ihre Stimmung wechselt ohne dass Sie Ihr Bewegungsverhalten ändern, werden Sie anders atmen.

Wenn Sie ruhen, brauchen Ihre Muskeln sehr wenig Sauerstoff. Zuviel Sauerstoff im Blutkreislauf lädt den Körper mit Energie auf und ist für den Zustand der Entspannung störend. Der Zustand der Ruhe **ist** selbst ein Atemmuster. Das heisst, dass wir direkt an unserer Atmung arbeiten können, um Entspannung hervorzurufen.

Umgekehrt brauchen wir mehr Luft, wenn wir uns mehr bewegen, und zwar brauchen wir genau so viel mehr, wie die entsprechende Bewegung mehr an Sauerstoffaufnahme und Stickstoffabgabe erfordert. Vielleicht erscheinen Ihnen diese Bemerkungen zu einfach, denn schliesslich wissen wir alle, wie unsere Atmung sich ändert, wenn wir anfangen zu rennen oder jemandem helfen, seinen Wagen zu schieben. Wir müssen jedoch von dem ausgehen, was wir allgemein von der Atmung wissen, um dann zu den subtileren Bereichen des Themas gelangen zu können.

Jede körperliche Bewegung erzeugt also ein bestimmtes Atemmuster, welches die Bedürfnisse des Körpers vollkommen erfüllt. Atmung und körperliche Aktivität sind stets aufeinander abgestimmt.

Falls Ihr Atemverhalten chronisch flach und gehemmt ist, können Sie beispielsweise Ihre Atmung anregen, indem Sie den Körper auf bestimmte Weise bewegen. Es ist oftmals sehr schwierig, Atemmuster, die aus emotionalen Gründen eingeschränkt sind, zu verändern. Wenn wir aber mit Ganzkörperübungen beginnen, die eine instinktive Atemreaktion erzeugen, können wir eine gewohnheitsmässige Blockierung der Atmung durchbrechen.

Beobachten Sie, wenn Sie das nächste Mal nach dem Lesen aufstehen und zu laufen beginnen, wie Ihre Atmung sich ändert. Das Beobachten solcher Veränderungen ist für den Verlauf der kommenden Übungen äusserst wichtig.

Ihr Körper besitzt ein umfassendes Kontrollsystem, das ständig das Sauerstoff/Kohlendioxyd-Verhältnis in Ihrem Blutkreislauf überwacht. Wenn dieses Verhältnis nicht ausgeglichen ist, wenn Ihre Atmung durch eine unbewusste Gewohnheit flach gehalten wird, wird ein Atemreflex aktiviert. Dieses ist der Gähnreflex.

Das Bedürfnis zu gähnen entsteht nicht, wie wir manchmal glauben, durch Langeweile. Wir gähnen, weil unsere Atmung unter ein Niveau gefallen ist, welches für ein ordnungsgemässes Funktionieren des Körpers nötig ist.

Was passiert, wenn Sie gähnen? Lassen Sie uns diesen Atemreflex direkt erfühlen, indem Sie jetzt einmal kräftig und ausgiebig gähnen. Lassen Sie einfach Ihr Kinn locker fallen und atmen Sie tief durch den Mund ein, und lassen Sie dabei Ihre Stimmbänder leicht mit einem Ton vibrieren. Richten Sie sich gerade auf, drücken Sie das Kreuz durch, und spannen Sie Arme und Hände an. Öffnen Sie Ihren Mund jetzt noch weiter und spannen Sie auch Ihre Gesichtsmuskeln an.

Beobachten Sie, während Sie sich dem Gähnen hingeben, wie Ihre Bauchmuskulatur sich zusammenzieht, um vollständig alle Luft aus Ihren Lungen herauszupressen, während Ihr Becken und der untere Teil des Rückens sich nach vorne schieben. Dieses Grundmuster einer Spannungsentladung beim Ausatmen erzeugt eine Erhöhung des Energieniveaus im Körper und eine Lockerung chronisch verspannter Muskeln.

Der Atemreflex hält also unsere körperlichen Grundfunktionen stets auf dem Niveau, das notwendig ist, um uns am Leben zu erhalten. Wir können einschlafen mit der Gewissheit, dass wir auch dann, wenn wir unsere Atmung nicht bewusst beobachten, stets weiteratmen werden. Ebenso können wir unserem natürlichen Kontrollmechanismus trauen, uns für jede Aktivität mit der notwendigen Sauerstoffmenge zu versorgen. Dieses Phänomen an sich ist bereits eine erstaunliche Leistung von Gehirn, Nervensystem und Muskeln.

Das instinktive Atemverhalten umfasst jedoch nicht nur körperliche Funktionen. Ebenso gibt es für jedes Gefühl ein entsprechendes Atemmuster. Denken wir daran, wie ein plötzlicher Schreck unser Atmen beeinflusst. Und wenn wir ärgerlich werden, ändert sich unsere Atmung dahin, dass wir unsere Wut ausdrücken können. Ebenso ist Weinen ein Atemmuster, ganz abgesehen von der grossartigen, kraftvollen Atemweise während des Orgasmus.

Tatsächlich liegen das Gefühlszentrum und das Zentrum der Atemreflexe im selben Bereich des Subcortex im Gehirn. Es scheint keinen Unterschied zu geben zwischen instinktiven Gefühlen und den damit verbundenen Atemmustern. Versuchen Sie, Wut auszudrücken, wenn Sie entspannt atmen. Umgekehrt, versuchen Sie, entspannt zu atmen, wenn Sie erschrecken.

Wut, Angst, Schmerz, Erregung und Zufriedenheit sind menschliche Grundgefühle. Wir können vielleicht andere Worte benutzen, aber es sind immer wieder diese gleichen Gefühlszustände, die wir erleben, wenn sie durch äussere oder innere Ursachen ausgelöst werden.

Ein Gefühl (Emotion) ist eine körperliche Reaktion. Für jeden Gefühlsausdruck gibt es einen, wenn auch subtilen, Auslöser. Wenn wir plötzlich einem gefährlichen Tier gegenüberstehen, das uns fressen will, fühlen wir Angst; unser ganzer Körper ist angespannt angesichts der Gefahr. Wenn wir einen geliebten Menschen verlieren, empfinden wir ein schmerzliches Gefühl und weinen. Und wenn der Mensch, den Sie lieben, Sie zärtlich streichelt, werden Sie seufzen in tiefer Atmung leidenschaftlicher Hingabe.

Solange die Gefühle sich frei ausdrücken können, wird die Atmung spontan und natürlich sein, und alles ist in Ordnung. Sie spüren ein Gefühl, lassen es heraus und entladen so die Energie, die in diesem Gefühl steckt, und dann kehren Sie zu Ihrem Normalzustand zurück. Säuglinge verhalten sich so, und auch Sie waren einmal völlig spontan in allen Ihren Gefühlen und Bewegungen. Tatsächlich haben Sie in den ersten Monaten Ihres Lebens ausserhalb des Mutterleibes nicht die Fähigkeit gehabt, sich zu kontrollieren und den Ausdruck Ihrer Gefühle zu hemmen.

Die meisten Tiere behalten die Fähigkeit, ihre instinktiven Reaktionen frei auszudrücken, ihr Leben lang. Wir Menschen aber haben uns anders entwickelt. Wir haben weitreichende soziale Strukturen entwikkelt, in die sich einzufügen Kinder lernen müssen. Unser Überleben hängt von der Fähigkeit ab, unsere natürlichen Reaktionen kontrollieren zu können, und sie zu Verhaltensweisen, die in unserer Kultur akzeptiert werden, zu modifizieren.

Kurz gesagt, wir müssen lernen, unsere natürlichen Reaktionen zu blockieren, wann immer sie die Regeln und Grenzen unserer sozialen Umwelt verletzen.

Das heisst, dass, sobald unsere Handlungen Strafe nach sich ziehen, wir lernen müssen, diese Handlungen zu unterlassen, um nicht weitere Bestrafung zu empfangen.

Unsere Kultur erfordert einen Prozess der Sozialisierung, den ich durchaus nicht als negativ hinstellen möchte. Ich stelle jedoch fest, dass jene Bestrafungen, durch die Kinder lernen, ihr Verhalten zu ändern, die Ursache für die meisten Atemhemmungen sind.

Wenn wir uns diese Tatsache einmal näher betrachten, sehen wir, dass durch jegliche Art von Bestrafung das Grundgefühl der Angst erzeugt wird. Strafe ist eine Bedrohung. Strafe bringt Schmerz dieser oder jener Art mit sich oder wird als Bedrohung empfunden. Und wenn unser Leben bedroht ist, fühlen wir Angst, wodurch wiederum unser Überlebensinstinkt aktiviert wird. Und wie Sie vielleicht ahnen werden, ist auch der Überlebensinstinkt selbst ein Atemmuster, das wir einer gründlichen Betrachtung unterziehen wollen.

Stellen Sie sich vor, Sie wären ein Mensch der prähistorischen Zeit. Sie gehen friedlich durch einen prähistorischen Dschungel, hören dem Gesang der Vögel in den hohen Bäumen zu oder träumen von Ihren Lieben daheim in der Höhle. Sie atmen ruhig und regelmässig, und Sie fühlen sich angenehm und entspannt.

Plötzlich erscheint vor Ihnen ein riesiges und fatalerweise äusserst unfreundliches Tier, das Sie gern als Mahlzeit hätte. Was geschieht, wenn Ihr Gehirn diese unmittelbare Bedrohung Ihres Lebens registriert?

In Ihrem gesamten Organismus wird die Angstreaktion ausgelöst. Falls der Schock nicht zu gross ist, atmen Sie augenblicklich kurz und heftig ein und halten dann die Luft an. Ihr gesamter Körper ist angespannt, Ihre Knie sind durchgedrückt, und in Ihren Blutkreislauf wird Adrenalin gepumpt.

Kurz gesagt, Sie laden Ihren Körper mit aller nur verfügbaren Energie auf. Angst in seinem natürlichen, ungehemmten Zustand war der beste Freund des primitiven Menschen. Sie erzeugt automatisch unglaublich schnell radikale Veränderungen im gesamten Körper, so dass der Mensch augenblicklich genügend Energie für heftige Aktionen zur Verfügung hat. Angst ist also ein zum Überleben grundwichtiger Instinkt.

Der primitive Mensch kann nun seine Energie mit dem nächsten Ausatmen in Aktion umsetzen, indem er entweder das Tier durch kräftiges Schreien einschüchtert, es mit all seiner Kraft angreift, oder indem er sich umdreht und so schnell er kann wegläuft, um der Gefahr zu entkommen. Angst ist ein energieaufladendes Einatmen, das in ein kraftvolles Ausatmen übergeht. Um Angstverhaltensmuster ändern zu können, müssen wir uns dieses positiven Aspekts der Angst bewusst sein.

Um diesen Angstinstinkt am eigenen Körper zu erleben, werden wir jetzt eine einfache Übung machen, auf die wir im weiteren Verlauf noch mehrmals zurückkommen werden. Zu den Ängsten, mit denen wir geboren werden, gehört die Angst zu fallen. Wenn Sie einen Säugling, den Sie im Arm halten, plötzlich ein paar Zentimeter fallen lassen, bevor Sie ihn wieder auffangen, wird das Kind seinen Körper angstvoll anspannen, und dann zur Entladung der Energie, die durch die Angst im Körper erzeugt wurde, in heftiges Weinen ausbrechen.

Stellen Sie sich nun hin und erfahren Sie diese instinktive Reaktion an sich selbst. Wir werden uns mit dem Gleichgewicht beschäftigen, jener innigen Beziehung zwischen Ihrem Körper und der Anziehungskraft dieses Planeten. Stellen Sie sich auf beide Füsse und beobachten Sie Ihre Atmung. Schliessen Sie die Augen und fühlen Sie Ihr Gleichgewicht auf beiden Füssen. Heben Sie nun einen Fuss vom Boden ab und balancieren Sie auf dem anderen. Die Augen sind dabei immer noch geschlossen. Beobachten Sie, wie Ihre Atmung durch die Gefahr des Fallens beeinflusst wird.

Wir sehen also durch dieses Experiment, dass Angst unmittelbar verbunden ist mit einer entsprechenden Änderung des Atemverhaltens. Angst ist ein Einatmen, ein Aufladen des Körpers mit dem notwendigen Sauerstoff, den die Muskeln für kraftvolle Tätigkeit brauchen.

Beobachten wir noch einmal unseren Freund der prähistorischen Zeit, während er seinem möglichen Tod gegenübersteht. Er hat vier Möglichkeiten, instinktiv zu reagieren, nachdem der Angstreflex seine körperlichen Funktionen verändert hat. Erstens, er kann seine Energien durch kraftvolles Ausatmen mobilisieren und seinen Gegner angreifen. Dieses Angriffsverhalten ist gleichfalls ein instinktiver Reflex. Es ist natürlich zu kämpfen, wenn unser Leben in irgendeiner Weise bedroht ist. Der zweite Schritt dieser Angstreaktion ist Wut. Nur wenn ein Mensch bedroht ist und deshalb Angst fühlt, kann eine Wutreaktion auftreten. Erst muss die Aufladung der Einatmung erfolgen, damit es eine Entladung der Ausatmung geben kann. Wenn Sie also wütend und agressiv sind, versuchen Sie zu erkennen, was Sie tatsächlich bedroht.

Die zweite mögliche Reaktion angesichts einer Gefahr ist der Fluchtreflex, die Bewegung des Weglaufens, um der Gefahr zu entkommen. Auch diese Handlung erfordert grosse Mengen Sauerstoff, und ist mit erheblicher Anstrengung der Atemmuskulatur verbunden. Rennen gehört zu den menschlichen Grundbewegungsaktionen, denn es gibt uns die Sicherheit, einer Gefahr jederzeit entkommen zu können.

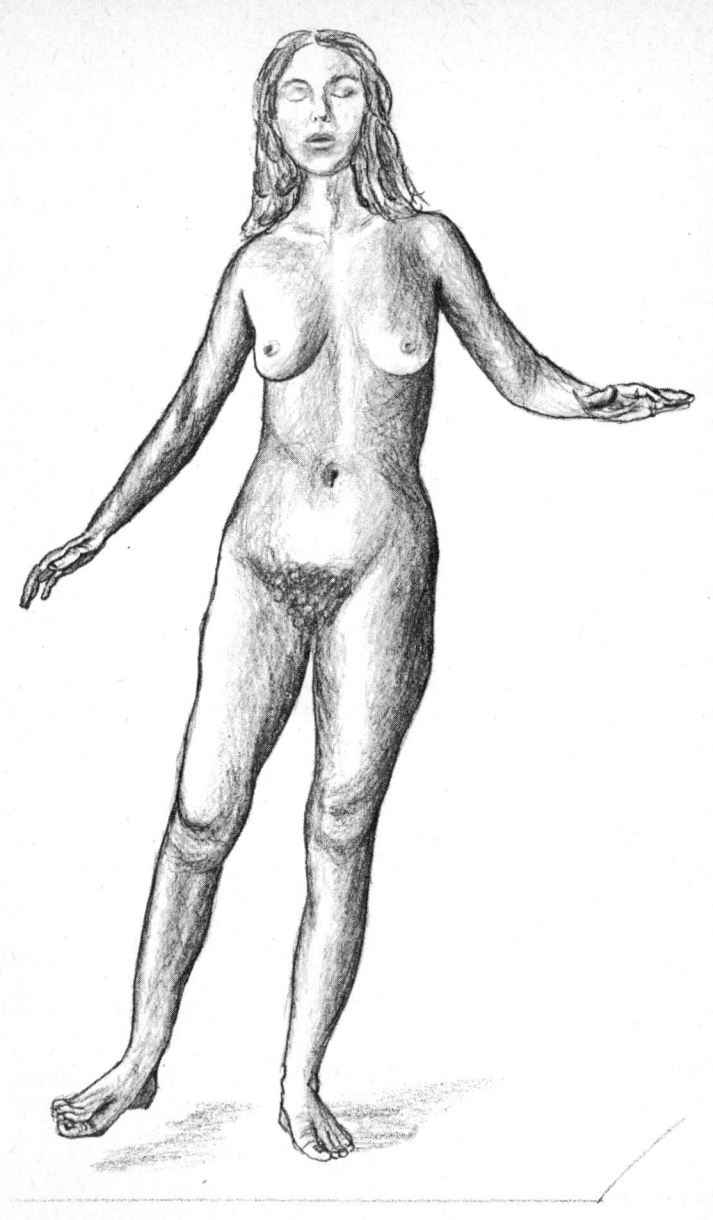

Mit diesem Wissen im Hintergrund ist es merkwürdig zu sehen, dass Frauen Schuhe mit hohen Absätzen tragen. Das unsichere Balancieren erzeugt Angst vorm Fallen und damit ein verändertes, ängstliches Atemmuster. Und, was die Angelegenheit noch verschlimmert, eine Frau kann in solchen Schuhen nicht erfolgreich weglaufen, so dass sie nicht mehr die Fähigkeit hat, einer Gefahr zu entkommen. Dadurch wird das Gefühl der Unsicherheit noch verstärkt. Ausserdem wird durch die erhöhte Stellung der Hacken der Beckenbereich in einem chronischen Zustand unnatürlicher Bewegungsunfähigkeit gehalten, was eine Mobilisation der Energie in diesem Bereich fast unmöglich macht. Eine Frau der prähistorischen Zeit, die solche Schuhe im Dschungel hätte tragen sollen, wäre von Angst geschüttelt worden.

Vor hundert Jahren sind Frauen angesichts einer Gefahr häufig ohnmächtig geworden. Dies ist die dritte natürliche Reaktion. Wenn vor Angst der Atem stillsteht und die Ausatmung vollständig blockiert ist, tritt als Ergebnis Schwäche auf, eine Verminderung der Sauerstoffmenge im Körper, und der Mensch verliert das Bewusstsein.

Das Sich-tot-stellen ist eine natürliche Reaktion vieler Tiere angesichts einer überwältigenden Gefahr. Frauen, welche von Natur aus kleiner sind als Männer, würden natürlicherweise in den meisten Fällen eines physischen Kampfes unterliegen, und einer Gefahr durch weglaufen zu entkommen, wäre ebenfalls schwierig. Daher wird diese dritte Alternative im allgemeinen mehr mit Frauen in Verbindung gebracht als mit Männern, obwohl dieses Verhalten in subtileren Abstufungen jederzeit auch bei Männern zu beobachten ist.

Das Bewusstsein zu verlieren ist gleichfalls ein Fluchtverhalten. Der Schock einer überwältigenden Gefahr lässt den Flucht-Angriffs-Reflex nicht in Erscheinung treten, da dieser in einem solchen Fall fatale Auswirkungen haben könnte. Bei bestimmten Gefahren kann es lebenswichtig sein, sich totzustellen. Ohn-mächtig zu werden, das Bewusstsein zu verlieren, ist in bestimmten Gefahrensituationen also tatsächlich ein Überlebensmechanismus.

So hängt das Phänomen von Angstzuständen eng zusammen mit dem des Bewusstlos-werdens angesichts einer Gefahr. Unsere heutige Welt ist voller Gefahren, die wir nicht durch physischen Angriff oder Weglaufen überwinden können. So ist es natürlich, dass Atemhemmungen, wie sie im Extremfall zur Bewusstlosigkeit führen, in unserer Kultur vorherrschen. Wenn Ihr Körper durch Angst aufgeladen ist, aber diese Ladung nicht durch irgendeine Form von Bewegungsaktion herausgelassen werden kann, werden als Folge Schwäche, Benommenheit, Verwirrung und innere Spannungen auftreten.

Es gibt aber noch einen weiteren Reflex, der der näheren Betrachtung wert ist. Denken Sie daran, was mit dem Säugling passierte, als er die Gefahr zu fallen spürte. Wir haben die Anspannung der Gefahr beobachtet, das Anhalten des Atems und die Spannung des Körpers. Danach folgte eine Lösung der Spannung. Kleine Kinder können nicht angreifen oder weglaufen, zu solcher Art der Spannungsauflösung sind sie nicht fähig. Sie haben nur eine Möglichkeit, ihre Angst auszudrücken – durch Vokalisation. Ein Säugling schreit, wenn er erschreckt wird und benutzt auf diese Weise die Ausatmung, um seine Anspannung zu lösen. Die Fähigkeit, Laute von sich zu geben und sich auf diese Weise vom Druck eines Gefühls zu lösen, ist eine Verhaltensweise, die allen angeboren ist.

Mancher von uns weint auch heute noch aus Schreck oder Angst. Das ist völlig natürlich, wenn auch meist nicht gesellschaftlich akzeptiert. Angst, Schmerz und Kummer führen natürlicherweise zur Reaktion des Weinens. Das Blockieren dieses spontanen Gefühlsausdrucks ist eine unserer ersten Atemhemmungen. Wir alle haben in den ersten Jahren unseres Lebens viel geweint. Dann sind wir nach und nach für solche Gefühlsausbrüche bestraft worden, lernten, dass diese Reaktion in den meisten Fällen nicht erfolgreich war, und ersetzten das Weinen durch andere Verhaltensweisen.

Ein Säugling weint, weil er kaum etwas anderes tun kann. Nur indem er Laute von sich gibt, kann er seine Bedürfnisse ausdrücken. Im Laufe der Zeit wachsen wir aus diesen infantilen Verhaltensweisen heraus. Aber wir sollten uns daran erinnern, dass wir tief in unserem Innern noch immer den Reflex des Weinens haben, und dass dieser in manchen Situationen noch immer die richtige Reaktion ist. Bei der Überwindung von Kummer zum Beispiel trägt Weinen mit Sicherheit noch immer wesentlich zur Heilung bei.

Zu weinen heisst, sich einem überwältigendem, instinktiven Gefühl hinzugeben. Diese Hingabe ist für Erwachsene oftmals angsteinflössend, weil wir jede Kontrolle über uns verlieren, wenn wir dem Reflex des Weinens erlauben, unsere Hemmungen zu durchbrechen. Dieser zeitweilige Verlust jeder Kontrolle ist deshalb angsterregend für uns, weil wir als Kinder für solch unkontrollierte Gefühlsausbrüche bestraft wurden.

Beachten Sie, dass Weinen nicht einfach nur ein Ausdruck von

Schmerz oder Kummer oder von Schwäche ist. Im Weinen drückt sich auch Wut und Aggression aus. Wenn Säuglinge weinen, spricht dabei der Überlebenswille aus ihnen, der darauf besteht, dass die Umwelt den Bedürfnissen des Körpers Beachtung schenkt. Weinen ist zum grossen Teil eine aggressive Handlung. Geballte Fäuste hämmern auf die Unterlage, der Mund ist wie zum Beissen geöffnet, und die Laute drücken eindeutig Wut aus.

Weinen ist ein aggressives Ausatmen.

Auch nachdem wir, als wir älter wurden, den Reflex des Weinens erfolgreich blockiert und gelernt haben, unsere Gefühle auf andere Weise auszudrücken, gebrauchen wir noch immer unsere Stimme, um unsere Wut zu zeigen. Wenn ein erwachsener Mensch erschreckt wird, besteht seine Reaktion beim nächsten Ausatmen oft in lautem, wütendem Schreien. Und die Energie, die der wütenden Stimme Kraft verleiht, ist dieselbe, die dem Säugling die Kraft zum Weinen gibt. Wütendes Schreien ist nur einen Schritt entfernt vom instinktiven Reflex des Weinens.

Unsere natürlichen Reaktionen angesichts einer Gefahr:

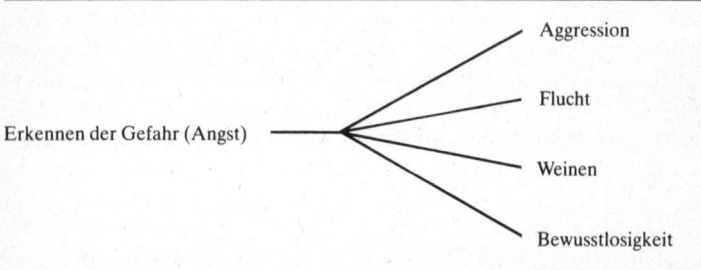

Der Säugling drückt aber nicht nur Angst, Schmerz, Kummer und Wut stimmlich aus. Die Atmung steht ebenso im Zusammenhang mit Freude und genussvollen Empfindungen. Bestimmte Atemmuster bewirken, dass wir uns gut fühlen. Denken Sie an das Lachen. Weinen und Lachen sind physikalisch sehr ähnliche Entladungsmechanismen, und sie können leicht ineinander überwechseln.

Wir lachen, um Spannung zu lösen, aus dem gleichen Grund, aus dem wir weinen oder schreien oder rennen. Lachen ist so heilsam, weil es uns ermöglicht, chronische Spannungen und Angstzustände zu lockern.

Aber Lachen ist oftmals ebenso ein aggressier Akt. Wenn wir uns zum

Beispiel minderwertig und unsicher fühlen, können wir über etwas anderes oder jemand anderen lachen, der uns minderwertig und unsicher erscheint, und wir werden uns dadurch besser fühlen. Humor ist ein unendlich komplexes Phänomen, wie wir sehen. Und Lachen ist nichts anderes als ein weiteres instinktives Atemmuster, dem wir uns von Zeit zu Zeit hingeben.

Zum Schluss kommen wir nun zur sexuellen Reaktion, die uns allen angeboren ist. Wir kennen alle das berühmte Seufzen sexueller Hingabe, dieses Ausatmen im vollen Genuss der Empfindung. Der Ablauf der körperlichen Liebe kann eine vollkommene Hingabe in instinktive Verhaltensweisen sein, verbunden mit einem ganz bestimmten Atemmuster. Angefangen mit dem tiefen Atmen durch den Mund bis hin zu den kraftvollen Bewegungen des Beckens ist der Körper beschäftigt, mehr und mehr Sauerstoff aufzunehmen und soviel Energie wie nur möglich bereitzuhalten für den Augenblick des Orgasmus.

Mit dem Orgasmus kommt dann die Auflösung dieses Atemmusters, Spannung und kraftvolle Anstrengung wechseln zu Entspannung und passivem Genuss. Sexuelles Empfinden ist natürlich mit der Atmung verbunden, und je intensiver die Empfindungen sind, desto stärker konzentrieren wir uns auf die Gegenwart und auf die den Augenblick bestimmende Atemweise.

Wie wir gesehen haben, ist die Atmung eine natürliche Körperfunktion, die an allen Handlungen unseres Lebens massgeblich beteiligt ist. In unseren Instinkten liegt grosse Weisheit, und wir brauchen die Fähigkeit, uns ihnen hinzugeben, um das Leben in all seiner Fülle erfahren zu können.

Wir haben aber auch einen ersten, kurzen Blick auf den Lernprozess geworfen, den wir alle in der Kindheit durchlaufen haben, und der die instinktiven Verhaltensweisen hemmt und zu sozial besser angepassten Verhaltensmustern umformt. Leben ist ein ständiges Wechselspiel zwischen unserer instinktiven Natur und dem sozial erlernten Verhalten.

Lassen Sie uns nun zum Abschluss zu Ihrer eigenen Atmung zurückkehren. Waren Sie sich zum Beispiel Ihrer Atmung bewusst, während Sie dieses Kapitel gelesen haben? In welchem Ausmass sind Sie sich regelmässig bewusst, wie Sie atmen, und in welcher Weise sich Ihre Gefühle durch Änderung der Atemmuster ausdrücken?

Wir neigen dazu, uns häufig in Gedanken zu verlieren, indem wir uns an Vergangenes erinnern oder die Zukunft planen. Da aber unsere Atmung nur in der Gegenwart existiert, müssen wir unsere Aufmerksamkeit auf diesen Moment richten, um sie fühlen zu können. Tatsächlich existieren alle unsere körperlichen Funktionen und Gefühle nur in der Gegenwart. Wieviel Ihrer Zeit verbringen Sie im Hier und Jetzt, auf Ihren Körper und seine Umgebung konzentriert?

Nur wenn Sie sich auf die Gegenwart konzentrieren, können Sie erfahren, wie Ihre Atemgewohnheiten den natürlichen Ausdruck Ihrer Gefühle beeinflussen. Die Gegenwart bewusst zu erleben ist emotional und spirituell von grossem Wert, und durch ein erhöhtes Atembewusstsein machen wir in beiden Bereichen Fortschritte.

Nehmen Sie sich also noch einmal sechs oder mehr Atemzüge lang Zeit, spüren Sie die Luft durch Ihre Nase ein- und ausströmen, und erleben Sie, wie sich Ihr Bewusstsein auf natürliche Weise erweitert, um noch mehr direkte Erfahrungen einzuschliessen. Diese Bewusstseinserweiterung ist, sobald wir uns ihr gegenüber öffnen, so natürlich wie das Atmen selbst.

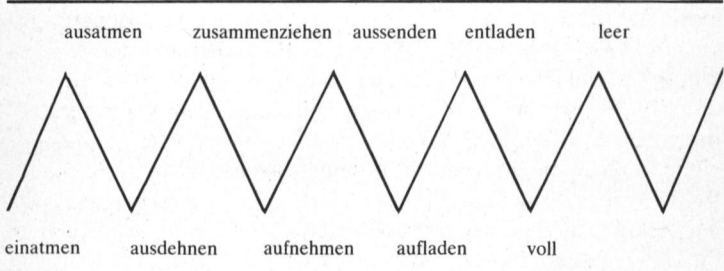

KAPITEL ZWEI

Der physische Aspekt der Atmung

Sauerstoff und Stoffwechsel
Die Atemwege
Die Atemmuskulatur

So wie es Millionen von Menschen auf diesem Planeten gibt, die miteinander leben, so existieren in Ihrem Körper Millionen von Zellen, die miteinander in enger Beziehung stehen, um Ihr Leben aufrechtzuerhalten. Und so wie jeder Mensch regelmässig Nahrung zu sich nehmen muss, um zu überleben, braucht jede Zelle in Ihrem Körper regelmässige Ernährungsversorgung, um ihre Funktion aufrechterhalten zu können.

Für unsere Nahrung müssen wir arbeiten. In früheren Zeiten mussten wir sie entweder erjagen, oder wir mussten säen und die Pflanzen aufziehen, bis sie Früchte trugen. Auf jeden Fall ist der Kampf um die Nahrung eine Herausforderung. Manchmal ist es sogar schwierig, das nötige Wasser zu erhalten. Um diese Dinge kämpfen wir unter Umständen sogar untereinander.

Den zum Überleben notwendigen Sauerstoff aber erhalten wir ohne jede «Arbeit». Die Luft um uns herum ist frei und stets erhältlich. Das einzige Problem ist, sie von aussen in unseren Körper hineinzubefördern. Und damit kommen wir zur Atmung.

Sehen Sie in die Luft um sich herum. Sie können sie zwar nicht direkt sehen, aber Sie wissen, dass sie da ist. Bewegen Sie Ihre Hand durch die Luft und versuchen Sie, sie zu fühlen.

Wir neigen dazu, etwas, das wir nicht sehen, zu ignorieren. Weil Luft unsichtbar ist, schenken wir ihr wenig Beachtung. Würde die Atmosphäre um uns herum nur hier und dort kleine Partikel von Sauerstoff enthalten, nach denen wir bewusst suchen müssten, würden wir uns völlig anders verhalten. Nur weil es überall Luft mit genügendem Sauerstoffanteil gibt, messen wir ihr keinen Wert bei.

Wir sollten dankbar sein, dass wir immer genug Luft zum Atmen haben, und regelmässig darüber meditieren. Versuchen Sie, sich der Luftmenge in einem Raum bewusst zu sein, die Sie in Ihre Lungen ein- und wieder ausatmen, nachdem Sie ihr die nötige Menge Sauerstoff entzogen haben. Auf diese Weise werden Sie fühlen, dass Sie in einem ständigen Austausch mit der Umgebung stehen.

Tatsächlich können Sie Ihre eigene Existenz nicht von der Sie umgebenden Luft trennen. Ohne diesen ständigen Austausch mit der Atmosphäre würden Sie nicht existieren. In gewissem Sinn sind Sie also eins mit der Sie umgebenden Luft. Dies ist keineswegs eine spirituelle Abstraktion, sondern einfache physische Wirklichkeit. Sich der eigenen Atmung bewusst zu sein, heisst sich der Umgebung bewusst zu sein.

Wir glauben, dass wir den Sauerstoff ohne Anstrengung erhalten, dass wir nicht arbeiten, wenn wir atmen. Tatsächlich aber ist Atmen eine der Hauptarbeiten, die wir tagaus, tagein verrichten. Atmen ist eine regelmässige Bewegung des Körpers. Vom Moment unserer Geburt bis zu unserem Tod verrichten wir diese Tätigkeit ohne Pause.

Beobachten Sie jetzt von diesem Standpunkt aus Ihre Atmung. Versuchen Sie, die tatsächlich auftretenden Bewegungen zu erkennen, welche Ihre nächsten Ein- und Ausatmungszyklen hervorrufen.

Beim Einatmen weiten Sie sich wie ein Ballon. Wenn Sie ausatmen, ziehen Sie sich zusammen und Ihr Körper wird kleiner. Die Form Ihres Körpers ändert sich ständig, abhängig davon, ob Sie gerade ein- oder ausatmen und von den Muskelpartien, die Sie dafür benutzen.

Wozu dient all diese Arbeit? Warum ist der Sauerstoff so wichtig, dass wir jede Minute unseres Lebens arbeiten müssen, um unsere Zellen mit diesem unsichtbaren Gas zu versorgen?

Sauerstoff hält sozusagen die Verbrennungskraft bereit für das Feuer, das in unserem Körper brennt. Wir sind im Inneren tatsächlich Verbrennungsmaschinen, die ständig Kraftstoff verbrennen, um Energie zu erzeugen. Zu leben erfordert ständige Arbeit unserer inneren Organe, und das bedeutet, dass wir Energie verbrennen müssen. Sie wissen, dass kein Feuer brennen kann ohne irgendeine Art von Kohlenstoff und Luft, die den Sauerstoff zur Verbrennung bereithält. Das gleiche geschieht in unseren Körpern.

Sauerstoff ist in Wirklichkeit ein äusserst ätzender, zerstörerischer Stoff. Er hat die unangenehme Eigenschaft, Elektronen aus anderen Verbindungen zu lösen. Dies ist die Ursache von Oxydation, welche auftritt, wenn Eisen rostet und sich aufzulösen beginnt, sobald es an der Oberfläche mit Sauerstoff in Kontakt kommt.

Wenn also Sauerstoff ein so hartes Material wie Eisen zerstören kann, warum greift es dann nicht auch unsere empfindlichen Zellen an? Dies würde auch tatsächlich geschehen, wenn es nicht schützende Enzyme in jeder unserer Zellen gäbe, die sich sofort mit dem Sauerstoff verbinden und ihm so seine zerstörerische Kraft nehmen.

Die aus diesem Grund für uns unschädliche Luft fliesst also durch Mund oder Nase in unsere Körper ein, strömt an den Stimmbändern vorbei den Halskanal entlang und erreicht schliesslich die Lungen. Dort wird ihr der Sauerstoff entzogen, der dann in den Blutkreislauf eintritt, welcher ihn zu jeder Zelle des Körpers transportiert. Als Abfallprodukt wird Kohlendioxyd in die Lungen zurückgebracht und beim Ausatmen in die äussere Atmosphäre ausgeschieden.

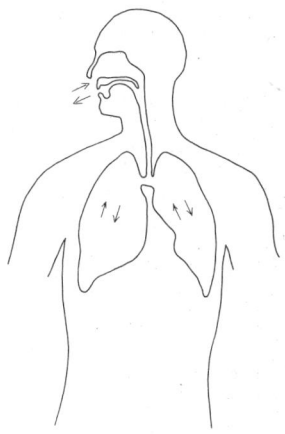

Der Körper bildet eine Einheit mit der ihn umgebenden Luft.

Luft enthält etwa zwanzig Prozent Sauerstoff. Die restlichen Bestandteile sind andere Gase, zusammen mit verschiedenen Toxiden.

Sie entziehen der Luft beim Einatmen nicht allen in ihr enthaltenen Sauerstoff. Die Menge Sauerstoff, die entzogen werden kann, ist bei jedem Menschen verschieden und hängt von dessen körperlicher Kondition ab. Je mehr Sport Sie treiben, desto mehr Sauerstoff können Sie der Luft bei jedem Atemholen entziehen. Ein Hochleistungssportler zum Beispiel atmet Luft mit 20 % Sauerstoff ein und Luft mit 12 % Sauerstoff aus.

Wenn Sie aber in schlechter körperlicher Verfassung sind, wenn Sie niemals für anstrengende physische Tätigkeit grosse Mengen Luft zu sich nehmen, werden Sie zwar auch 20% Sauerstoff einatmen, aber die Luft, die Sie ausatmen, wird noch immer 17% davon enthalten. Das heisst, dass Sie nur 3% des mit jedem Atemzug zur Verfügung stehenden Sauerstoffs im Körper halten konnten gegenüber den 8% des Sportlers.

Hochleistungssportler		Nichtsporttreibender	
Sauerstoffgehalt beim Einatmen	Sauerstoffgehalt beim Ausatmen	Sauerstoffgehalt beim Einatmen	Sauerstoffgehalt beim Ausatmen

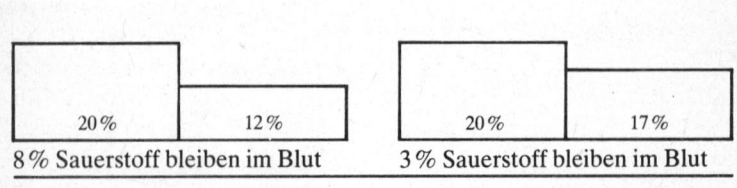

20%	12%	20%	17%
8% Sauerstoff bleiben im Blut		3% Sauerstoff bleiben im Blut	

Wir sehen also, dass es für die Sauerstoffaufnahmefähigkeit Ihrer Lungen wichtig ist, regelmässig Sport zu treiben. Sie können unmöglich viel Bewegung oder viel Aufregung aushalten, wenn Ihre Lungen untrainiert sind und dermassen wenig Sauerstoff aufnehmen. Abgesehen davon müssen Sie fast dreimal so oft atmen, um die gleiche Menge Energie zu erhalten wie jemand, der in guter körperlicher Verfassung ist. Schlechte Atemgewohnheiten und Bewegungsmangel lassen Sie also schwerer arbeiten, um die von Ihnen benötigte Sauerstoffmenge zu erhalten. Ihr Körper arbeitet unrationell.

Die Lösung dieses Problems heisst mehr Bewegung. Ich werde im Verlauf des Buches praktische Hinweise darüber geben, welche Art von Bewegungsübungen am besten auf Ihre Atemfähigkeit einwirken.

Für die Effizienz Ihrer Atmung ist es wichtig, wie Sie Ihre Lungen füllen. Wenn Sie nur in den oberen Bereich Ihrer Lungen hineinatmen, wie die meisten Menschen mit Stress und Angstzuständen, nutzen Sie nur die Hälfte Ihrer Lungenkapazität. Das Blut aber, das mit dem Sauerstoff in Kontakt kommen muss, befindet sich, wenn Sie nicht gerade flach auf dem Boden liegen, aufgrund der Schwerkraft hauptsächlich im unteren Lungenbereich. Für eine grösstmögliche Effizienz müssen Sie also in die unteren Bereiche der Lungen hineinatmen.

Die meisten Menschen atmen fast niemals vollständig aus, ausser vielleicht beim Geschlechtsverkehr oder wenn sie den Wagen ihres Nachbarn anschieben. Aus verschiedenen psychologischen Gründen, auf die wir später zu sprechen kommen werden, neigen wir dazu, die unteren Bereiche unserer Lungen gewohnheitsmässig mit Luft gefüllt zu halten. Diese dort ständig befindliche Luft ist natürlich stark mit Kohlendioxyd angereichert und enthält sehr wenig Sauerstoff. Aus diesem Grund sind Übungen, die ein wirklich vollständiges Ausatmen hervorrufen, für eine gesunde Atmung von grossem Wert.

Bevor wir uns mit dem Atemmechanismus selbst beschäftigen, gilt es noch etwas zum Transport des Sauerstoffs in die einzelnen Zellen des Körpers zu bemerken. Wenn Sie keinen Bewegungssport treiben, beginnen die Kapillaren, welche das Blut in alle Bereiche des Körpers transportieren, sich zurückzubilden. Nach mehreren Jahren geringer körperlicher Tätigkeit kann Ihr Kapillarsystem um mehr als 25 % seines Volumens reduziert sein. Das bedeutet, dass Ihr Körper um so viel weniger Energie bereithalten kann.

Einige Monate regelmässiger Bewegungsübungen jedoch werden Ihr Kapillarsystem in vollem Ausmass regenerieren.

Lassen Sie uns nun zurückkehren zur Nase und der durch sie ein- und ausströmenden Luft. Halten Sie Ihren Finger unter die Nase, indem Sie ihn auf der Oberlippe ruhen lassen, und fühlen Sie, wie die Luft ein- und ausströmt. Besonders beim Ausatmen werden Sie den Druck der an Ihrem Finger vorbeiströmenden Luft spüren. Legen Sie nun den Daumen und einen Finger vor beide Nasenlöcher, um den Luftstrom für einen Moment zu unterbrechen, und fühlen Sie die saugende Kraft beim Einatmen.

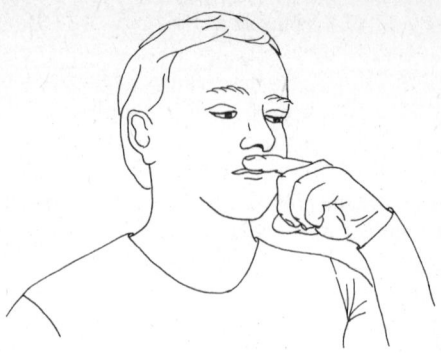

Die Luft strömt mit einer Geschwindigkeit, die oftmals hundert Stundenkilometer übersteigt, durch die Nase ein und aus. Sobald sie dann in den Körper eingetreten ist, können wir allerdings ihren Verlauf zu den Lungen nicht mehr unmittelbar beobachten. Die moderne Wissenschaft gibt uns jedoch einen recht interessanten Einblick in dieses Geschehen.

Zum Beispiel strömt die Luft, nachdem sie durch die Nase eingetreten ist, keineswegs durch einen einfachen Kanal den Lungen zu. Vielmehr ist der hintere Bereich der Nase ein Labyrinth von spiralig gewundenen Einzelkanälen, die ständig ihre Form und Richtung ändern. Für jede Emotion und jeden Ausdrucksbereich wird die Luft auf unterschiedliche Weise durch den inneren Nasenbereich geführt.

Dieses Labyrinth von Luftkanälen ist aus verschiedenen Gründen notwendig. Zunächst zum Beispiel hat die Nase die Aufgabe, die Temperatur der Luft auf ihrem Weg zu den Lungen zu verändern und sie, falls sie zu kalt ist, zu erwärmen. Dies geschieht, indem sie an mit Blut angereichertem Gewebe im inneren Nasenbereich vorbeigeführt wird.

Interessanterweise findet man diese Art von Gewebe, wie es in der Nase vorkommt, nur noch an zwei anderen Stellen des Körpers – an den Brustwarzen und den Genitalien. Die Besonderheit dieser drei Körperstellen liegt in ihrer Fähigkeit, sich schnell mit Blut füllen zu können. Dieses Schwellen des Gewebes ist zum Beispiel dafür verantwortlich, dass Sie manchmal nicht gut durch die Nase atmen können.

Die Beziehung zwischen Ihrer Nase und Ihrem Sexualleben ist enger, als Sie vielleicht denken werden. Sigmund Freud fand zum Beispiel heraus, dass durch eine Betäubung der Nasenwege Menstruationskrämpfe gemildert werden können. Auch ist es allgemein bekannt, dass vor dem

Geschlechtsverkehr die Nasenschleimhaut gleichzeitig mit den Genital-organen anschwillt. Und unter den Menschen der Frühzeit war mit Sicherheit der Geruchssinn eine Hauptquelle sexueller Anziehung und Stimulanz.

Neueste Forschungsergebnisse zeigen einen rhythmischen Schwellungszyklus von etwa zwei Stunden für jedes Nasenloch. Etwa eine Stunde lang ist das rechte Nasenloch relativ offen und das linke ziemlich geschlossen, in der zweiten Stunde ist der Vorgang umgekehrt. Testen Sie an sich selbst, welches Nasenloch bei Ihnen im Moment stärker geöffnet ist. Verschliessen Sie dazu das eine Nasenloch einen Atemzug lang mit dem Daumen, und beim nächsten Atemzug das andere mit dem Zeigefinger.

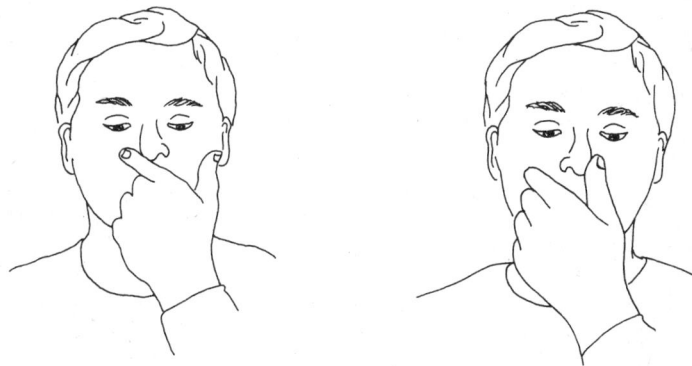

Der indischen Tradition des Yoga war dieser Wechsel von einem Nasenloch zum anderen seit Tausenden von Jahren bekannt. In alten Texten wie denen des Patanjali kann man lesen, dass eine hauptsächliche Atmung durch das linke Nasenloch zu einer Dominanz der intuitiven Vorstellungskraft führt, während ein vorwiegendes Atmen durch das rechte Nasenloch mehr ein lineares, kognitives Denken fördere.

Erst kürzlich haben Wissenschaftler den Wahrheitsgehalt dieser Beobachtung bewiesen. Das Atmen durch das linke Nasenloch führt zu einer Aktivierung der rechten Gehirnhälfte, die von der Gehirnforschung mit Emotionalem, mit intuitivem, nichtlinearem Denken in Verbindung gebracht wird. Umgekehrt regt das Atmen durch das rechte Nasenloch die linke Hemisphäre an, der die mehr intellektuellen, logischen Denkprozesse zugeschrieben werden.

Der Körper wechselt also etwa stündlich zwischen diesen beiden

Bereichen, was einen gesunden Ausgleich beider Aspekte aufzuzeigen scheint. Was weitere Anwendungsmöglichkeiten dieser Atemweise angeht, hat die Forschung allerdings noch keine klaren Ergebnisse gezeigt.

Eine weitere interessante Tatsache sollte ich hier noch erwähnen. Ihre Nase produziert regelmässig Schleim, vierundzwanzig Stunden am Tag, Ihr ganzes Leben hindurch. Wenn diese Produktion ausgeglichen ist, bemerken Sie kaum etwas. Falls aber einmal zuviel Schleim abgesondert wird und Ihnen die Nase läuft und tropft, werden Sie mit Sicherheit auf dieses Phänomen aufmerksam.

Wozu dient dieser Schleim? Vor allem erst einmal dazu, die Nasenwege geschmeidig zu halten. Noch wichtiger allerdings ist, dass diese Ausscheidungen Schmutzteilchen in der Luft auffangen, die für die Lungen schädlich wären, einschliesslich Bakterien, die eine Infektion auslösen könnten.

In Ihrer Nase befinden sich Millionen kleiner, vibrierender Härchen, welche die Bewegung der Schleimmasse die Kehle hinunter in Ihren Magen lenken. Dort werden schädliche und gefährliche Schmutzteilchen zusammen mit dem Schleim durch die Verdauung ausgeschieden, und das Problem verschmutzter Luft (zumindest organischer Verschmutzung) wird auf diese Weise erstaunlich wirkungsvoll gelöst.

Zum Schluss wollen wir uns einmal die Nase als Geruchsorgan betrachten. Millionen von Nervenenden nehmen die verschiedenen Düfte auf und versorgen den Menschen mit wertvollen Informationen über seine Umgebung. Da diese Sinneswahrnehmung in der heutigen Zeit zum Überleben nicht mehr von so starker Bedeutung ist, sind wir dabei, unseren Geruchssinn zu verlieren. Meist ist die Luft um uns herum verschmutzt und überfordert unsere Nase durch unnatürliche Gerüche chemischer Stoffe; daher schaltet unser Körper den Geruchssinn einfach ab.

Hunderttausende von Nervenenden in der Nase wurden bis vor kurzem als Geruchsrezeptoren angesehen. Man hat jedoch experimentell festgestellt, dass sogar dann, wenn die Luft völlig frei von jedem Geruch ist, bestimmte Nerven dem Gehirn regelmässig Informationen über Veränderungen in der Nase wie Luftgeschwindigkeit, Beeinflussung der Luftturbulenzen durch den Schleim in den Nasenkammern und andere Faktoren, über die in wissenschaftlichen Kreisen noch gestritten wird, senden.

Der obere Teil der Nase ist der untere Teil des Gehirns. Allein die

Nähe zum Gehirn macht die Nase bereits hochinteressant bezüglich der Beziehung zwischen Atemmustern und geistiger Funktionsfähigkeit. Die Nase ist ein Feedback-Gerät, das dem Gehirn unmittelbar alle Veränderungen mitteilt, die durch einen Wechsel der Gefühle im Körper und den dadurch beeinflussten Wandel im Atemmechanismus entstehen.

Bei der Frage, ob man besser durch den Mund oder die Nase atmen sollte, gibt es viele Gründe, der Nase den Vorzug zu geben. Sie wärmt die Luft, reinigt sie und fügt ihr Feuchtigkeit hinzu, falls sie für die Lungen zu trocken sein sollte. Die Nase beherbergt den Geruchssinn und überwacht die Luftbewegungen zur zusätzlichen Information.

Es ist also wichtig, dass wir möglichst durch die Nase einatmen, denn

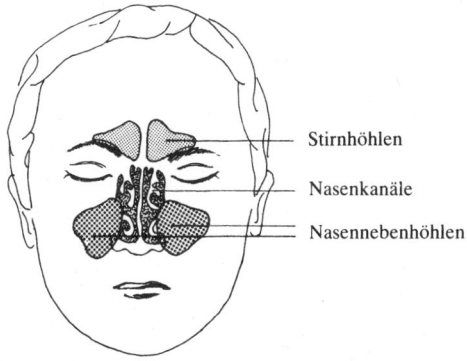

Stirnhöhlen

Nasenkanäle

Nasennebenhöhlen

hier wird die Luft am besten den Bedürfnissen des Körpers angepasst. Die Ausatmung kann durch den Mund oder die Nase erfolgen. Durch das Ausatmen ist es uns möglich, emotionalen Druck aus dem Körper zu entlassen. Am besten also atmen Sie durch die Nase ein, und immer dann, wenn Sie emotionalen Druck in sich fühlen, durch den Mund aus.

Da durch den Mund die Atemwege viel weiter geöffnet werden können als durch die Nase, atmen wir immer dann, wenn wir grosse Mengen Luft für extreme Tätigkeiten brauchen, durch den Mund ein. Das gleiche gilt für die Ausatmung, wenn wir, etwa beim Singen oder Schreien, extrem grosse Mengen Luft ausatmen müssen. Denn je mehr Luft wir ausatmen, desto kräftiger tönt unsere Stimme. Auch das Sprechen ist in diesem Sinne also ein Atemmuster.

Die Art der Laute, die wir dabei von uns geben, hängt mit verschiedenen Aspekten des Atemmechanismus zusammen. Zum Beispiel befinden sich im Kopf verschiedene Hohlräume, darunter die Nasenhöhlen, die für die Stimme als Resonanzkammern wirken. Sie haben diese auf schmerzhafte Weise kennengelernt, falls Sie jemals eine Nasennebenhöhleninfektion hatten. Normalerweise sind diese Hohlräume mit Luft gefüllt, wodurch der Kopf als Ganzes leichter ist, als wenn der gesamte Innenraum massiv wäre.

Die Resonanz Ihrer Stimme hängt aber auch ab von der wechselnden Stellung des Mundes, der Stellung der Zunge und den Kinnbewegungen, sowie der Stellung der inneren Mund- und Nasenöffnung zum Hals hin.

Ein «ahh»-Laut zum Beispiel tönt auch verschieden mit geschlossenem Kinn und zusammengepressten Zähnen als mit herunterhängendem Kinn und weit geöffnetem Mund.

Die Zunge, die weitaus grösser ist, als wir im allgemeinen annehmen, ist von entscheidendem Einfluss auf die Lautbildung, und gerade in diesem Muskel haben wir oftmals beträchtliche Verspannungen. Wie steht es mit Ihrer eigenen Zunge? Probieren Sie einen «ahhh»-Laut mit verschiedenen Zungenstellungen. Neigt Ihre Zunge dazu, den hinteren Bereich des Mundes zu verengen und den Luftstrom in den Luftkanal zu behindern? Sobald Sie Ihrer Zunge mehr bewusste Beachtung zuwenden, wird diese automatisch beginnen, die habituelle Verspannung zu lösen, denn auch die Zunge wird von emotionalen Hemmungen beeinflusst.

Für den Fall, dass die Nase sich mit Fremdkörperpartikeln anfüllt, besitzen wir einen natürlichen Reinigungsmechanismus, Niesen genannt. Dies ist ein machtvoller Atemreflex, der die Lungen vollständig mit Luft füllt und sie dann explosionsartig ausstösst, um den Körper von den unerwünschten Stoffen zu befreien.

Manche Psychologen, mich selbst eingeschlossen, sehen im Niesreflex in manchen Fällen mehr als nur eine einfache physische Reinigung. In der Nase finden sich die gleichen Schleimhäute wie im Penis, und Niesen wird oft von einem verstärkten Blutandrang in der Nase begleitet. Niesen ist eine kraftvolle, unwillkürliche Entladung; interessanterweise ähnlich der einer Ejakulation. Da aus der Therapieerfahrung heraus oftmals eine Verbindung zwischen häufigem Niesen und sexuellen Hemmungen zu bestehen scheint, was besonders häufig bei Heranwachsenden beobachtet wird, nimmt man an, dass Niesen in manchen Fällen als Ersatz für eine weniger akzeptierte Form der Entladung dient.

Weiterhin scheint bei Allergien, die chronisch häufiges Niesen auslösen, eine Verbindung zu bestehen zwischen jenen Entladungen und ständig zurückgehaltenen Wutgefühlen. Niesen ist eine kräftige, fast gewaltvolle Explosion von Energie, eine völlige Hingabe in die instinktive Entladung des Drucks.

Wie denken Sie aus eigener Erfahrung darüber? Denken Sie, dass Niesen auch eine Form emotionaler Entladung sein könnte? Ich selbst hänge nicht übermässig der Freudschen Therapie an, nichtsdestoweniger scheint in den meisten seiner Beobachtungen eine Menge Wahrheit zu stecken. Wichtig ist in jedem Fall, dass Sie darüber reflektieren und selbst herausfinden, was Ihnen aus Ihrer eigenen Erfahrung heraus als wahr erscheint. Vielleicht hat das alte amerikanische Sprichwort recht, das sagt: «The nose knows» = Die Nase weiss!

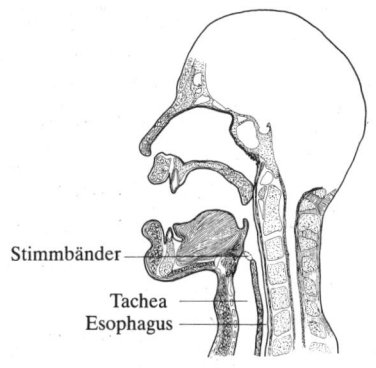
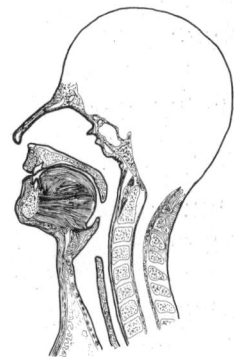

Stimmbänder
Tachea
Esophagus

Atmung durch den Mund   Atmung durch die Nase

Bevor wir uns dem Luftkanal zu den Lungen zuwenden, kommen wir noch kurz auf Ihre Lippen zu sprechen. Normalerweise bringen wir Atemmuster nicht mit den Lippen in Verbindung; eben diese sind es aber, welche die grössere Öffnung verschliessen, durch die wir unsere Emotionen ausdrücken könnten. Mit geschlossenen Lippen können wir keine kräftigen Laute von uns geben.

Denken Sie an Ihr normales Atemverhalten. Fällt es Ihnen leicht, Ihr Kinn locker fallen zu lassen und kräftig durch den weit geöffneten Mund auszuatmen? Oder atmen Sie fast immer durch die Nase?

Die Yogatradition bevorzugt fast ausschliesslich die Atmung durch die

Nase. In verschiedenen Fragen jedoch stimme ich mit der Auffassung des Yoga nicht überein, und wenn es um die Mundatmung geht, halte ich mich mehr an Therapeuten wie Wilhelm Reich, der es befürwortete, ab und zu durch den Mund zu atmen, um emotionalen Druck herauslassen zu können, um «sich Luft zu machen».

Wir kommen nun zum Luftkanal, der von der Nase zu den Lungen führt. Die nächste für uns interessante Stelle ist der Kehlkopf. Was immer von Mund oder Nase aus hinuntergeschickt wird, sei es Luft, Flüssigkeit oder Speisen, muss in einem von zwei Kanälen hinuntergleiten: entweder im Esophagus, der zum Magen führt, oder die Trachea hinunter zu den Lungen.

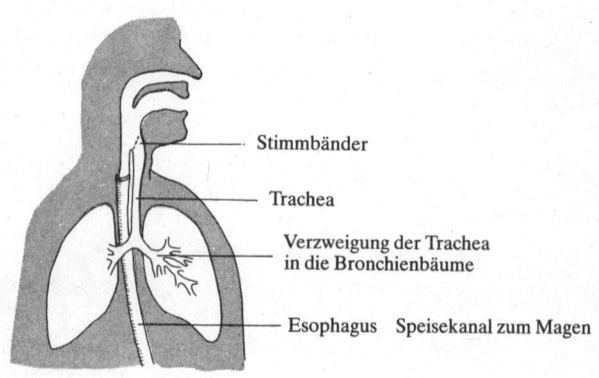

Stimmbänder

Trachea

Verzweigung der Trachea
in die Bronchienbäume

Esophagus   Speisekanal zum Magen

Es ist ausserordentlich gefährlich, wenn Wasser oder Speise in den falschen Kanal geraten. Bei einer Blockierung des Luftkanals kann der Tod durch Ersticken eintreten.

Wenn irgend etwas anderes als Luft die Kehle hinunterkommt, löst das bei den Stimmbändern einen instinktiven Reflex aus: sie verschliessen augenblicklich den Luftkanal und öffnen den Kanal, der zum Magen führt. Dieser Reflex ist, wie wir gesehen haben, lebenswichtig.

Beim Einatmen jedoch öffnen sich die Stimmbänder weit, um die Luft durch die Luftröhre (Trachea) zu den Lungen gelangen zu lassen. Dies ist jedenfalls solange der Fall, wie keine emotionalen Blockierungen vorhanden sind. Viele Menschen haben jedoch die Angewohnheit, an einem bestimmten Punkt ihres Atemzyklus die Stimmbänder zu schliessen und so die Einatmung zu blockieren. Beobachten Sie, ob dies bei Ihnen der Fall ist. Es ist leicht zu erfühlen, wann die Stimmbänder ge-

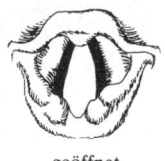
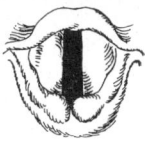
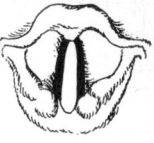

geöffnet   geschlossen   halboffen

schlossen sind. Sie öffnen und schliessen sich zum Beispiel beim Husten, und ebenso schliessen sie sich, wenn Sie heftig gegen etwas drücken oder etwas mit Kraftanstrengung schieben.

Versuchen Sie einmal das Öffnen und Schliessen Ihrer Stimmbänder, sowohl beim Ein- als auch beim Ausatmen. Sie sehen, dass Sie keine Stimmlaute machen können, wenn die Stimmbänder geschlossen sind; die Luftröhre ist dann völlig geschlossen.

Die Zeichnung zeigt die Stimmbänder in geöffneter und in geschlossener Position und in einer fast geschlossenen Position während des Atmens. Diese Art des Atmens ist eine weit verbreitete Angewohnheit, die mit einer emotionalen Atemblockierung zusammenhängt. Wir werden uns später damit noch ausführlicher beschäftigen.

Wenn die Luft die Stimmbänder erfolgreich passiert hat, fliesst sie durch einen weiten Kanal bis zu einer Stelle, wo dieser sich in zwei Kanäle teilt. Dies ist die Stelle, wo die Luft in die Lungen selbst eintritt. Es gibt zwei Lungen, den rechten und den linken Lungenflügel. Die Lungenflügel

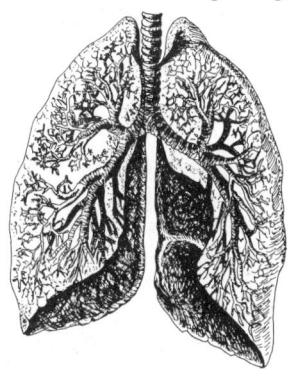

Die Hauptbronchienbäume verzweigen sich in unzählige,
immer kleiner werdende Verästelungen.

wiederum bestehen aus den Bronchienbäumen, die sich zahlreich verzweigen in immer kleiner werdende Äste, bis diese schliesslich in zahl-
losen, hauchzarten Lungenbläschen enden.

Diese Lungenbläschen sind von feinen, dünnwandigen Blutgefässen
umgeben, die den Sauerstoff aus der Luft heraus durch die durchlässigen
Wände der Lungenbläschen hindurch in das Blut transferieren und umgekehrt das Abfallprodukt Kohlendioxyd in die Lunge abgeben, von wo
aus es dann beim Ausatmen aus dem Körper ausgeschieden wird.
    Das Herz, das das Blut durch den gesamten Organismus pumpt, wird
von den Lungen eng umschlossen. Diese beiden Organe arbeiten so eng
miteinander, dass wir sie fast als eine Einheit betrachten können. Das
Pumpen des Herzens erzeugt ein Pulsieren, durch das das Lungenge-
webe laufend stimuliert wird. Umgekehrt wird das Herz durch das ständige Dehnen und Zusammenziehen der Lungen beim Ein- und Ausatmen ständig massiert.

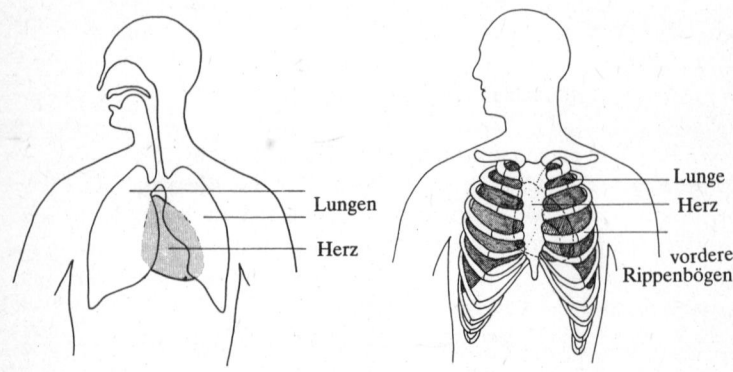

Lungen

Herz

Lunge

Herz

vordere
Rippenbögen

Das Herz besteht aus zwei Herzkammern. Nachdem das Blut den Kreis-
lauf durch den Körper vollzogen hat, fliesst es in die rechte Herzkam-
mer, von wo aus es in die Lungen geleitet wird. Nachdem es in den Lungen mit Sauerstoff angereichert wurde, fliesst das Blut wieder dem Herzen zu, wo es wiederum in den Körperkreislauf hineingepumpt wird.
    Das Herz ist ein ständig arbeitender Muskel und braucht als solcher
viel Sauerstoff, den er als erstes Organ direkt aus dem Blut erhält, das,
mit frischem Sauerstoff geladen, gerade erst die Lungen verlassen hat.
    Wenn Sie aufhören zu atmen, sterben Sie in wenigen Minuten, falls

der Luftweg völlig verschlossen ist. Wodurch tritt der Tod ein? Nicht durch Hirnschädigung oder andere Fehlfunktionen, sondern durch Herzversagen. Das Herz «verhungert», wenn es nicht regelmässig die lebensnotwendige «Nahrung» in Form von Sauerstoff erhält, denn es kann als einziges Organ seine Tätigkeit nicht vermindern; es **muss** arbeiten, um den Gesamtorganismus am Leben zu erhalten. Und wenn dieser Muskel ohne Sauerstoff weiterarbeiten muss, beginnt er zu kollabieren, und es tritt ein sogenannter Herzanfall auf.

Ein Herzanfall kann auch auftreten, wenn die Arterie, durch die das sauerstoffreiche Blut herangetragen wird, durch Fett oder andere Ablagerungen blockiert wird. Dies ist der übliche Herzanfall. Jene Arterie übrigens ist von Muskeln umgeben, und es scheint, dass bei Angstanfällen sich diese Muskeln zusammenziehen, dadurch die Blutzufuhr zum Herzen teilweise einschränken oder blockieren und so jene starken Schmerzen in der Brust verursachen, die bei schweren Angstzuständen auftreten können.

Andererseits aber haben wir auch den positiven Effekt, dass ein entspanntes Atmen der Arbeit des Herzmuskels förderlich ist. Beide, Herz und Lunge, arbeiten zusammen, um die Lebensspanne des Menschen möglichst lang auszudehnen und seine körperlichen Bedürfnisse bestmöglichst zu erfüllen.

Direkt unter Herz und Lungen liegt ein grosser Muskel, noch über der Leber und dem Magen: das Zwerchfell. Wenn Sie einatmen, drückt dieser Muskel nach unten auf Leber, Milz, Pankreas und Magen und lässt damit auch die Lungen sich nach unten ausdehnen.

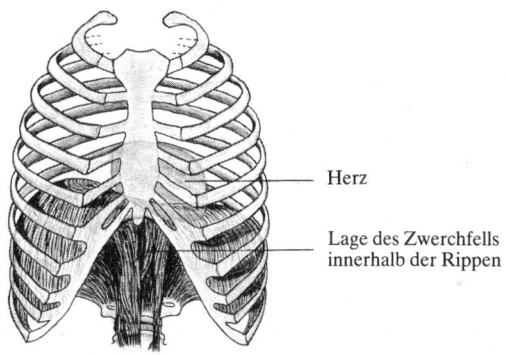

Herz

Lage des Zwerchfells innerhalb der Rippen

Das Zwerchfell bildet die untere Begrenzung der Lungen.

Diese Bewegungen des Zwerchfells sind es, die ein Einatmen möglich machen. Dadurch, dass die Lungen sich nach unten ausdehnen, erweitert sich ihr Volumen, wobei ein relatives Vakuum erzeugt wird. In dieses Vakuum hinein strömt Luft, und Sie atmen ein.

Beim Ausatmen geschieht genau das Gegenteil. Das Zwerchfell entspannt sich, und der Magen und die umliegenden Organe drücken nach oben und pressen so die Lungen zusammen. Das Lungenvolumen wird reduziert und die Luft wird herausgepresst.

Ausserdem massiert das Zwerchfell durch seine Bewegungen Herz und Lungen ebenso wie die gerade erwähnten unteren Organe. Diese Massagewirkung fehlt, wenn die Bewegungen des Zwerchfells eine emotional bedingte Blockierung bzw. Verminderung erfahren.

Die verschiedenen Atemtraditionen sind sich keineswegs darüber einig, welche Art zu atmen die richtige ist. Wir können aber über solcherlei Streit hinweggehen, indem wir uns die Art, in der wir von Natur aus tatsächlich atmen, zum Thema nehmen.

Wir haben gesehen, dass das Zwerchfell für die Atmung eine entscheidene Rolle spielt. Aber auch die Muskulatur des unteren Bauchbereichs ist für die Atmung wichtig, indem sie sich beim Ausatmen zusammenzieht und damit zusätzlich das Hinauspressen der Luft aus den Lungen unterstützt. Die Stärke oder Schwäche dieser Muskeln beeinflusst also durchaus Ihr Atempotential.

Natürlich ist auch der Brustkorb am Vorgang der Atmung beteiligt. Die Rippen weiten sich beim Einatmen und ermöglichen so mit die Ausdehnung der Lungen, und beim Ausatmen ziehen sich die, die Rippen verbindenden Muskeln zusammen und helfen so mit, die Luft möglichst schnell und effektiv aus den Lungen hinauszupressen.

Wir denken im allgemeinen, dass die sogenannte Brustatmung sich nur auf die vordere Seite des Körpers bezieht. Tatsächlich aber weiten die Rippen, soweit nicht eine chronische Atemhemmung vorliegt, sich auch im oberen Rückenbereich erheblich aus. Bei den meisten unter uns wird diese Bewegung der hinteren Rippen wahrscheinlich gehemmt sein. Angst erzeugt eine Kontraktion der die Wirbelsäule umgebenden Muskeln, was zu einer habituell chronischen Verspannung führen kann, die es uns unmöglich macht, in den Rücken hinein zu atmen.

Auch das Schlüsselbein wird durch anliegende Muskeln beim Einatmen nach oben bewegt, und auch diese Bewegung ist häufig gehemmt.

Als letzten Aspekt, der innerhalb der traditionellen Atempraktiken

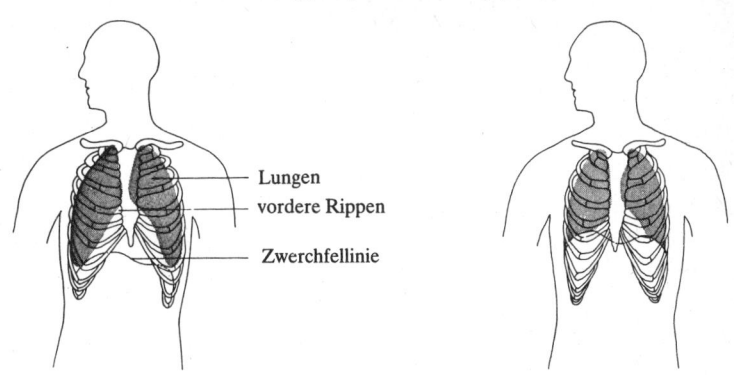

Stellung von Rippen, Lungen und Zwerchfell zueinander
bei Einatmung (links) und Ausatmung (rechts)

— Lungen
— vordere Rippen

— Zwerchfellinie

häufig vergessen oder bewusst nicht berührt wird, möchte ich die Bewegung des Beckens hervorheben. Ob Sie sitzen oder stehen, gehen oder laufen, immer ist eine natürliche Bewegung des Beckens mitbeteiligt am Atemvorgang. Beim Einatmen drücken Sie das Becken ein wenig zurück, um die Bauchmuskulatur in ihrer Arbeit zu unterstützen, und beim Ausatmen schiebt sich das Becken gleichzeitig mit dem Zusammendrücken der unteren Bauchmuskeln leicht vor. Diese Bewegung ist besonders wichtig zum Entwickeln oder verstärken Ihrer persönlichen Kraft.

Die Beckenatmung ist mir in meiner Therapiearbeit immer wichtiger geworden, weil ein unbewegliches Becken eine der hauptsächlichen Atemhemmungsmuster darstellt. Solange die Beckenregion nicht zu spontanen und gelösten Bewegungen fähig ist, ist es sehr schwierig, auf anderen Gebieten Fortschritte in der Atemtherapie zu machen. Sie werden merken, dass wir auf diesen Aspekt im folgenden noch häufig zurückkommen werden.

Wir haben jetzt einen Überblick darüber, wie eine volle, natürliche Atmung normalerweise ablaufen sollte. Die erste Frage, die sich uns nun stellt, ist: Wie arbeiten diese verschiedenen physischen Aspekte der Atmung natürlicherweise zusammen?

Ein auf natürliche Weise frei und gelöst atmender Mensch atmet selten nur durch die Zwerchfellbewegung oder nur mit Hilfe der Bewegungen des Brustkorbs, sondern benutzt in einer balancierten, ökonomischen Weise alle Atemmuskeln. Wir glauben meist, dass wir einatmen, indem wir Brust und Bauch nach vorn ausdehnen, und ausatmen, indem wir diese Bewegung umkehren. Tatsächlich atmen sehr viele Menschen auf diese Weise.

Neuere Forschungen, besonders von Pionieren wie Ida Rolf und Moshe Feldenkrais haben jedoch gezeigt, dass dies keineswegs eine natürliche Atmung ist, sondern vielmehr ein erlerntes, konditioniertes Atemverhalten. Natürliches Atmen schliesst beim Einatmen eine «Aufwärts»bewegung ein, und ist nicht einfach nur eine Bewegung «nach aussen». Das heisst, dass sich unser Brustkasten nach allen Richtungen ausdehnt, nicht nur nach vorn im Brustbereich. Eigentlich sollten wir beim Einatmen tatsächlich ein bisschen grösser werden, wenn das Rückrat sich streckt und die Lungen sich gleichmässig nach allen Seiten hin ausdehnen.

Entgegen der traditionellen Auffassung wird die Einatmung nicht durch eine völlige Entspannung der Bauchmuskulatur unterstützt. Wenn wir das Becken beim Einatmen zu weit nach vorne schieben (eine bei vielen Menschen zu beobachtende chronische Haltung) und die Bauchmuskulatur entspannen, geben wir unsere natürliche Balance auf und müssen mehr Kraft als nötig zum Ausatmen aufwenden. Die Beckenbewegung sollte nicht so stark sein, dass der Bauch nach vorn gedrückt wird.

Statt dessen sollte beim Ausatmen eine stärkere Beckenbewegung stattfinden, so dass die Wirbelsäule beim Einatmen gerade bleibt und beim Ausatmen leicht nach vorn geschoben wird. Auf diese Weise atmen wir mit einer fühlbaren Aufwärtsbewegung ein, und der Körperschwerpunkt bleibt im Gleichgewicht.

Ich möchte Ihnen jedoch damit nicht einen «richtigen» oder «falschen» Weg zu atmen zeigen. Ich möchte nur die Richtung hin zu spontanen Atemmustern weisen, nicht aber diktatorisch Regeln für korrektes Atmen aufstellen.

Während des Schlafens zum Beispiel wird unsere Atmung hauptsächlich durch Zwerchfellbewegungen bestimmt. Entspannung vermindert Becken- und Brustbewegungen, obwohl diese in geringem Umfang bestehen bleiben.

Durch Angst werden Becken- und Zwerchfellatmung blockiert, wenn der Angstzustand länger andauert. Auch die Ausdehnung des gesamten Brustkastens ist davon betroffen, wie wir gesehen haben.

Beobachten Sie einmal, in welchem Bereich Sie selbst in diesem Moment atmen. Atmen Sie nach «vorn» oder nach «oben» ein? Bewegt sich Ihr Becken, oder ist es beim Ein- und Ausatmen steif in der gleichen Position? Ist Ihre Bauchmuskulatur hart und angespannt und lässt keine Dehnung zu, oder ist sie zu entspannt und schwach und zieht sich beim Ausatmen überhaupt nicht zusammen?

Durch Atmen drücken wir auf einzigartige Weise unser Selbst aus. Was zeigen Sie gerade? Sind Sie stark und entspannt, oder schwach und unsicher in Ihrer Atemweise? Und ändert sich Ihre Atmung entsprechend der emotionalen Umgebung?

Unser Körper besitzt wirklich erstaunliche Fähigkeiten, die es ihm zum Beispiel ermöglichen, von einem Moment zum anderen das Atemmuster zu ändern, um den ständig wechselnden Erfordernissen begegnen zu können. Und all dies läuft ab ohne unsere bewusste Kontrolle. Wir besitzen einen Selbstregulierungsmechanismus, der die Atmung regelmässig auf die Körperbewegungen abstimmt.

Damit kommen wir zu einem merkwürdigen Punkt in unserer Diskussion. Wenn unser Körper tatsächlich so perfekt geschaffen ist, warum haben dann so viele Menschen Atemmuster, die nicht gerade ein erfolgreiches und erfülltes Leben fördern?

Wir schieben den Emotionen die Schuld an unseren Atemhemmungen zu, aber wie wir gesehen haben, erzeugt ein freies Ausdrücken der Gefühle keineswegs Atemhemmungen oder -abnormitäten. Weinen, Schreien, Lachen, Seufzen sind Ausdruck emotionaler Atemmuster, die wirkungsvoll alle Spannungen, die durch emotionale Stimulation entstanden sind, lösen.

Unsere natürlichen, angeborenen Atemcharakteristika können wir also nicht für unsere Atemhemmungen verantwortlich machen. Statt dessen sollten wir uns einmal den Sozialisierungsprozess daraufhin betrachten. Das heisst, wir werden uns ansehen, auf welche Weise Kinder erlernte Verhaltensmuster und -gewohnheiten entwickeln, welche sich auf ihre Atmung auswirken. Nur durch Einsicht in die Hintergründe des Entstehens von Atemhemmungen erhalten wir die Kenntnisse, die wir brauchen, um den Vorgang umkehren zu können.

KAPITEL DREI

Kindheit und Atemhemmungen

Das Wesen einer Gewohnheit
Von der Familie übernommene Hemmungen
Das Trauma der Erziehung

Erinnern Sie sich an Ihre Kindheit? Die meisten Menschen haben eine vage Vorstellung davon, wie sie sich fühlten, als sie sehr jung waren, aber in vielen Fällen kann es auch sehr schwierig sein, sich an die ersten Lebensjahre zu erinnern. Manchmal macht auch unser Gedächtnis uns etwas vor, indem es Fantasie mit Realität vermischt.

Für eine hier und heute stattfindende Heilung ist keine psychoanalytische Erforschung Ihrer Kindheitstraumata notwendig. Tatsächlich können Sie sogar zehn Jahre in Freudscher Therapie verbringen und dabei sehr wenig wirkliche Veränderungen Ihrer Atemhemmungen erfahren. Zu verstehen, warum Sie so sind, wie Sie sind und welche Erfahrungen Sie beeinflusst haben, so zu atmen, wie Sie es heute tun, verspricht keine Veränderungen Ihrer unbewussten Gewohnheitsmuster.

Trotzdem ist ein Einblick in die Weise, wie der Sozialisierungsprozess auf ein kleines Kind einwirkt, von grossem Wert. Sich darüber klar zu werden, berührt uns bis ins Innerste, weil der Lernprozess und die Konditionierung der frühen Kindheit tatsächlich die meisten Atemgewohnheiten, die heute unser Verhalten steuern, hervorgebracht haben.

Im Alter von sechs Monaten waren Sie ein kleines Bündel voll emotionaler Ladungen und Entladungen. Der instinktive Ausdruck Ihrer Gefühle bestimmte Ihr gesamtes Verhalten. Sie hielten sich selbst für den Mittelpunkt der Welt und forderten Aufmerksamkeit und Bedienung von den freundlichen, riesigen Wesen, die sich um Ihr Wohl kümmerten.

Zu jener Zeit schien alles gut zu gehen, sofern Sie nicht ungewöhnlich lieblose Eltern hatten. Wenn immer Sie ein Bedürfnis fühlten, liessen Sie es einfach die Aussenwelt wissen, und diese reagierte darauf und befriedigte Ihre Wünsche.

Nach und nach aber, während Sie wuchsen und sich entwickelten, begannen die Dinge sich zu verändern. Sie lernten, Ihre Umgebung sogar noch besser als zuvor zu kontrollieren, Sie lernten, dass bestimmte Laute besser halfen, zu bekommen, was Sie wollten, als nur unbestimmtes Weinen.

Sie lernten nach und nach auch, sich in Ihrer Umgebung zu bewegen. Anfangs konnten Sie nicht einmal Ihren eigenen Körper selbst von einer Seite auf die andere rollen. Bald aber krochen Sie schon auf Händen und Füssen umher, und schliesslich konnten Sie sich sogar allein aufrichten und Ihren Körper in Balance halten.

Dann rannten Sie umher, Sie sprachen und setzten sich mit allem, was Ihnen begegnete, auseinander.

Und damit begannen sich Probleme zu entwickeln. Sie waren noch immer ein kleines Bündel emotionaler Ladungen, und Sie konnten nun eine reiche Auswahl physischer Bewegungen einsetzen, um Ihre Bedürfnisse, Frustrationen, Ängste und Freuden auszudrücken. Nach und nach aber fanden Sie heraus, dass bestimmte Bewegungen und Laute gefährlich waren. Sobald Sie zum Beispiel auf natürliche Weise Ihre Wut ausdrückten, indem Sie die Arme erhoben, herausfordernd schrien und Ihren Vater angriffen, jagte seine Reaktion Ihnen furchtbare Angst ein.

Die Bestrafung überraschte Sie. Sie hatten nicht bewusst etwas «Falsches» getan, da ja Ihr kleines Gehirn noch nicht einmal die Fähigkeit besass, «richtig» und «falsch» unterscheiden zu können. Sie hatten einfach nur das getan, wozu Ihre Wünsche und Ihre natürliche Neugier Sie getrieben hatten. Während Sie Ihre Umgebung erforschten und sich mit ihr auseinandersetzten, hatte diese ausgeholt und Sie gestoppt, hatte in Ihnen sogar Schmerz erzeugt.

Eltern sind sich oft der psychologischen Effekte der Verhaltensmodifikation durch positive und negative «Belohnung» gar nicht bewusst, sondern reagieren lediglich selbst mit ihren eigenen Verhaltensmustern auf die Aktionen Ihrer Kinder, ebenso wie ihre Eltern es wiederum bei Ihnen taten. Wenn immer das Kind etwas tut, das nach den Begriffen der Eltern falsch oder sozial unakzeptabel ist oder den Hausfrieden stört, muss es davon abgehalten werden, diese Handlung auszuführen oder jenen Laut von sich zu geben.

Es gibt Tausende Arten, ein Kind von bestimmten Handlungen abzuhalten. All diese Arten von Bestrafung jedoch bewirken beim Kind eine einzige Reaktion – Angst. Nur wenige Eltern beschränken die Erziehung darauf, gutes Verhalten zu belohnen und schlechtes zu tolerieren, bis es sich von selbst gibt. In den meisten Fällen ist das Erziehungsmittel, mit dem das Kind in die soziale Welt eingeführt wird, Bestrafung. Da diese Art der Erziehung sehr effektiv ist, bildet sie die am weitesten verbreitete Weise der Sozialisierung.

Wenn ein grosses Tier ein kleines, hilfloses angreift, wird das kleine Tier natürlicherweise Angst empfinden. Ebenso existiert in dem jungen, kleinen Menschen der Wunsch, einen Angriff seitens der grösseren Familienmitglieder zu vermeiden. In dieser Tatsache liegt der entscheidende Faktor für jegliches Lernverhalten.

Kinder werden wütend, wenn sie ihre Wünsche nicht augenblicklich befriedigen können. Das Kind greift nach dem Kristallglas auf dem Tisch, und Mami zieht es von dort zurück und lässt es das Glas nicht anfassen. Das Kind wird wütend und kämpft mit Mami, die es davon zurückhält, sich den Wunsch zu erfüllen. Was tut die Mutter jetzt?

Sie muss auf irgendeine Weise das Kind davon abhalten, das Glas zu greifen. Sie kann das Kind kräftig schlagen und damit Angst erzeugen, die stark genug ist, den Wunsch zu unterdrücken. Sie kann den Arm des Kindes festhalten und gerade so stark zudrücken, dass es von mehr Schmerz bedroht ist, wenn es nicht aufhört zu kämpfen. Oder sie kann verbale Drohungen aussprechen, um seine Aktion zu stoppen.

In jedem Fall findet das Kind durch wiederholte Erfahrungen wie diese heraus, dass bestimmte natürliche Handlungen zu bestimmten Bestrafungen führen. Der Anblick des wunderschönen Kristallglases wird den Wunsch, es zu berühren, wecken, aber nun in Verbindung mit einem gelernten Impuls – das Kind hat gelernt, mit dem Anblick dieses Glases auch Schmerz zu verbinden.

Auf diese Weise lernt das Kind, jene Handlung zu vermeiden, die mit Angst, Schmerz, Bestrafung in Verbindung gebracht wird. Ein Gewohnheitsmuster ist geboren.

Das Gefühl der Angst in Verbindung mit diesem Kristallglas wird verallgemeinert, so dass das Kind einen Anflug von Angst spüren wird, wenn immer es ein ähnliches Glas berührt. Es entwickeln sich grundsätzliche Hemmungsmuster und daraus resultierende Atemmuster, die immer wieder in solchen Situationen auftreten, die einmal mit Bestrafung verbunden waren. Auf diese Weise wurden auch wir zu artigen Mädchen und Jungen erzogen.

Und mit der Entwicklung unseres Gehirns lernten wir, den Anlass für eine Bestrafung zu verallgemeinern. Immer, wenn wir auch nur daran dachten, etwas «Falsches» oder «Sündiges» zu tun, fühlten wir uns bereits schuldig und fürchteten oftmals, dass wir ebenso wie für unsere

Taten auch für unsere Gedanken bestraft würden. Wir begannen auch, uns um zukünftige Bestrafungen Sorgen zu machen, und mit dieser Fähigkeit nahmen unsere Ängste und Hemmungen erheblich zu.

Schritt für Schritt verminderte sich unser spontanes Verhalten, während kontrollierte, erlernte Verhaltensweisen zunahmen. Wir begannen, unsere natürlichen Wünsche sorgfältig zu beobachten, stets bereit, sie sofort zu blockieren, falls die Gefahr bestand, dass sie Bestrafung oder Verminderung positiver Reaktionen unserer Umwelt hervorrufen würden. Kurz gesagt, wir entwickelten uns zu sozialen Wesen. Wir ersetzten instinktives durch erlerntes Verhalten.

Ohne die Hemmung spontaner Verhaltensweisen gäbe es keine Zivilisation. Jene erlernten Verhaltensmuster, die unsere natürlichen Wünsche, Bedürfnisse und Reaktionen kontrollieren, befähigen uns dazu, kulturell hochentwickelte Lebensweisen zu schaffen.

Das Ergebnis ist, dass wir viel mehr haben, aber es viel weniger geniessen. Wir sind fähig, grosse Mengen von Dingen anzusammeln, die wir unser Eigentum nennen, und uns ein Heim zu schaffen, das extrem sicher und vom Standpunkt des Überlebens gesehen ideal erscheint. Aber im Austausch für materielle Sicherheit und Wohlstand haben wir in weitem Masse die Fähigkeit verloren, uns zu freuen, unsere tieferen Gefühle auszudrücken und unsere Körper gesund zu erhalten.

Natürlich hat es keinen Wert, den heutigen Stand der Dinge abzulehnen und zu versuchen, zu einer Zeit zurückzukehren, in der der Sozialisationsprozess noch weniger extrem war. Tatsächlich müssten wir sehr weit in die Vergangenheit gehen, um eine Zeit zu finden, in der dieser Prozess nicht extrem hemmend auf die Menschen eingewirkt hat. Seit undenklicher Zeit haben Menschen Angst benutzt, um einander zu manipulieren.

Wie bei den meisten Problemen kommen wir am leichtesten zu einer Lösung, indem wir einen klaren, unvoreingenommenen Blick auf die Situation werfen, um zu erkennen, wie wir eine Änderung herbeiführen können, und dann entsprechend handeln. Wie entstehen Gewohnheiten, und wie können sie verändert werden? Mit dieser Frage kehren wir zum Atmungsprozess zurück.

Wie wir gesehen haben, sind wir in der Kindheit für zwei körperliche Grundaktivitäten bestraft worden: dafür, dass wir unseren Körper dazu benutzten, um auf Dinge um uns herum einzuwirken – wir greifen etwas und zerbrechen es, oder wir sind wütend und hämmern mit unseren Fäusten auf Vaters Brust ein, oder wir rennen fröhlich durchs Zimmer und werfen das Kristallglas zu Boden, so dass es zerbricht. Körperliche Bewegungen führen oft zu Bestrafung.

Zweitens sind die Laute, die wir von uns geben, oft der Anlass für negative Reaktionen der Menschen um uns herum. Als Säuglinge erlebten wir, dass, wenn wir viel weinten, nicht immer Hilfe kam, sondern manchmal der Vater uns anschrie und ängstigte, oder dass Mutter tatsächlich böse wurde und uns ihre Liebe entzog, bis wir aufhörten zu weinen. Als wir dann später die Wiege verliessen und zu sprechen begannen, wurde manches, was wir sagten und womit wir unsere Gefühle ausdrückten, bestraft. Jedesmal, wenn wir enttäuscht und wütend auf Vati oder die grosse Schwester waren, weil sie unsere Aktionen blockten, und ihnen ins Gesicht schrien «Ich hasse dich, ich hasse dich», um so unsere Wut auszudrücken, wurden wir dafür bestraft. Und sogar dann, wenn wir uns so gut fühlten, dass wir mit äusserster Lungenkraft kreischten, um unsere Freude auszudrücken, wurden wir bestraft. Bestimmte Laute und körperliche Bewegungen waren mit Furcht vor Strafe verbunden.

Wir mussten also lernen, solche Laute und Bewegungen zurückzuhalten, um Bestrafung zu vermeiden. Welche körperlichen Abläufe sind damit verbunden?

Offensichtlich hängen alle körperlichen Bewegungen und stimmlichen Laute mit Muskeltätigkeit zusammen. Unser Gehirn musste also lernen, die Muskeln zu kontrollieren, um Bestrafung zu vermeiden.

Wenn eine innere oder äussere Stimulanz eine Reaktion in Ihnen hervorruft, wird die Nachricht im gleichen Augenblick zu Tausenden von Muskeln in Ihrem Körper gesandt, um den physischen Ausdruck dieser Emotion oder Bewegung zu aktivieren. In vielen Fällen haben Sie sich als Kind bewegt oder etwas gesagt, bevor Ihnen überhaupt bewusst war, dass eine emotionale Reaktion in Ihnen ablief.

Das heisst, dass Sie die Reaktion Ihres Körpers auf die eine Emotion hervorrufende Stimulanz nicht bewusst blockieren können. Emotionen sind, wie wir gesehen haben, instinktive Reaktionen, die dazu da sind, Sie augenblicklich auf eine fürs Überleben notwendige Handlung vorzubereiten. Das Bewusstsein kann den Ablauf einer solchen Stimulanz, die sofort vom Instinktbereich des Gehirns zu den Muskeln gesandt wird, nicht aufhalten.

Was kann der Bewusstseinsbereich des Gehirns also tun, um zu verhindern, dass die Emotion nach aussen gelangt? Hier finden wir die Quelle unendlich vieler Arten menschlichen Leidens: Dieser Bewusstseinsbereich kann lediglich Impulse zu entgegengesetzten Muskeln senden, statt zu denen, die durch das Gefühl aktiviert worden sind. Wenn zum Beispiel jemand plötzlich Wut in Ihnen auslöst, besteht die automatische Reaktion darauf in einem kräftigen Einatmen, um den Körper für eine Aktion aufzuladen, und dann in einem kraftvollen Ausatmen, mit dem Ihr Körper die Aktion gegen Ihren Angreifer ausführt. Um diese Handlung zu blockieren, um die aktionsbereiten Muskeln zurückzuhalten, können Sie nur die entgegengesetzten Muskeln anspannen.

Wir sprechen hier nicht über abstrakte Denkmodelle, sondern über die Verspannungen, die Sie in Brust oder Nacken spüren, über Ihre Rückenschmerzen oder die Verkrampfung Ihrer Kinnmuskulatur. Wir sprechen über das, was auch Sie erlebt haben, wenn Sie in dieser Kultur aufgewachsen und auf die übliche Weise erzogen worden sind.

Um ein Gefühl am Ausdruck zu hindern, müssen Sie erst einmal alle entgegengesetzten Muskeln anspannen, um die Aktion zu blockieren. Denken Sie an kleine Kinder, die Sie kennen. Was passiert, wenn ein Kind wütend wird, aber fürchtet, seine Wut herauszulassen? Der gesamte Körper ist angespannt, das Gesicht rötet sich, die Fäuste sind geballt, die Kinnmuskeln angespannt – aber der Körper bewegt sich nicht. Aus Sicht der Eltern wird dies oft als positives Verhalten angesehen. Der kleine John hat gelernt, sich zu beherrschen.

Wie steht es aber mit dem armen Körper des kleinen John? Das Kind ist in einem Zustand chronischer Anspannung, da es fürchtet, bei Entspannung der entsprechenden Muskeln plötzlich seine Wut herauszulassen und wieder bestraft zu werden.

Sie sehen, wie auf diese Weise ein chronischer Zustand von Anspannung erzeugt wird. Da seine Wut jederzeit ausbrechen und ihn in Schwierigkeiten bringen kann, muss der kleine John gewohnheitsmässig ständig angespannt bleiben, um sicherzugehen, nie wieder in der alten Weise seine Gefühle auszudrücken, zurückzufallen. So entsteht ein Gewohnheitsverhalten, das ständig und unbewusst funktioniert, oder doch wenigstens immer dann eintritt, wenn John in ärgererregenden Situationen bzw. in Gegenwart von Menschen ist, die ihn wütend machen. Und diese Gewohnheit hält die entsprechenden Muskeln in ständiger Anspannung.

Wie wirkt sich nun dieses Gewohnheitsmuster auf die Atmung aus? Atmung beinhaltet die Tätigkeit von Muskeln. Sobald der kleine John fühlt, wie die Wut seine Lungen mit Luft füllt, reagiert er mit dem Zusammenziehen der Rippenmuskulatur, um die durch entgegengesetzte

Muskeln bewirkte Weitung des Brustkorbs zu blockieren. Um die Menge der einströmenden Luft zu verringern, wird er seinen Mund schliessen und ebenso seine Stimmbänder, um den Durchfluss der Luft zu blockieren. Er wird die Bauchmuskulatur anspannen und die Bewegungen des Beckens blockieren.

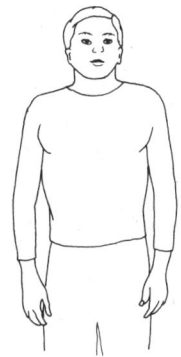 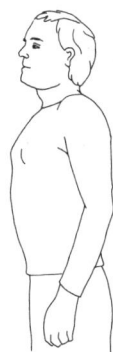

Falls er die Einatmung nicht schnell genug blockieren konnte, wird er dies mit der Ausatmung tun. Diese Blockierung erstreckt sich aber nicht nur auf die Atmung; sie bezieht den ganzen Körper mit ein und erzeugt so eine allgemeine Anspannung. Wut kann zum Beispiel auch als Reaktion ein Kicken mit den Knien auslösen, daher werden aus Furcht vor unakzeptablem Verhalten auch die Knie angespannt. Das gleiche geschieht mit den Schulter- und Rückenmuskeln, welche die Arme zum Schlagen heben würden.

Wenn ein Klient zum erstenmal in meine Praxis kommt, achte ich darauf, wie er geht, sich bewegt und hält. Durch diese Beobachtung erfahre ich sehr schnell etwas über seine emotionalen Verhaltensmuster. Menschen, die frei von emotionalen Blockierungen sind, stehen aufrecht und locker, der Körper ist in perfekter Balance. Wenn ich bei jemandem eine Haltung sehe, die offensichtlich mit dem Gesetz der Schwerkraft nicht in Harmonie ist, lässt dies den Schluss auf eine emotionale Blockierung als chronisches Gewohnheitsmuster zu. Natürlich gibt es dabei ebensoviele Variationen wie es Menschen auf der Erde gibt.

Vielleicht beginnen Sie jetzt, einen logischen Ablauf bei emotionalen Blockierungen zu sehen. Es gibt viele Menschen, die als Kinder stark diszipliniert wurden, deren Körper aber trotzdem nicht im geringsten angespannt ist, sondern im Gegenteil schwach und schlaff, kaum genügend gespannt, sie beim Gehen aufrecht zu halten.

Der Grund hierfür ist, dass sie als Kinder auf Disziplinierung und Bestrafung derart stark reagiert haben, dass sie, statt Wut durch Verspannung zu blockieren, sich ihrer Angst völlig ergeben haben und in den Zustand gefallen sind, der im ersten Kapitel beschrieben wurde: den Zustand völliger Ergebung, des Sich-tot-stellens. Ihre Reaktion auf Bestrafung bestand darin, schwach zu werden, um in der Person, die die Bestrafung austeilte, nicht weitere Aggression auszulösen.

Wenn Sie Ihre Emotion blockieren, bevor sie Zeit hat, Ihren Körper mit Energie zu laden, halten Sie sich in einem Zustand von Depression. Solange Sie nicht tief einatmen, können Sie sich nicht mit der Energie aufladen, die Sie in Schwierigkeiten bringen würde. Depression als Gewohnheitsmuster dient also dazu, besonders bei kleinen Kindern, sicherzustellen, dass Emotionen **niemals** heftig ausgedrückt werden und so starke Bestrafungsmassnahmen auslösen können.

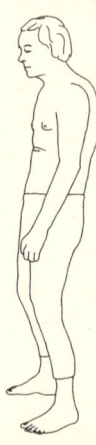

Millionen von uns leiden, in verschieden starken Abstufungen, unter Depressionen. In Psychologenkreisen ist es üblich geworden, über Depression als einem Ausdruck von blockierter Wut zu sprechen. Was aber bedeutet Depression auf der physischen Ebene?

Depression ist eine Blockierung der Einatmungs-Reaktion. Dadurch, dass man sich angewöhnt, die Atemmuskulatur ständig entspannt zu halten, können Wutreaktionen völlig vermieden werden. Solange das

Hauptmerk nur auf die Ausatmung gelegt wird, und nur kurz und schwach eingeatmet wird, kann der Körper niemals mit Energie aufgeladen werden. Eine depressive Atmung wird erreicht, indem man ausatmet, dort den Atem anhält und dann nur ein Drittel des Weges einatmet, wo dann schon wieder die Umkehrung zur Ausatmung erfolgt. Das Wort «Depression» bedeutet soviel wie «niederdrücken». Die Atemmuskeln pressen ständig nach unten, um die Lungen leer zu halten.

Ebenso wird die Kinnmuskulatur, welche normalerweise angespannt wird, um im Fall einer extremen Aggression zum Beissen bereit zu sein, in diesem Fall von depressivem Verhaltensmuster chronisch schlaff und schwach sein, so dass die Reaktion des Beissens **niemals** eintreten kann. Und die Kraft der Schultern wird blockiert, indem diese nach vorn geschoben werden, wodurch es unmöglich wird, die Arme über den Kopf zu erheben.

Auf diese Weise ist man dagegen geschützt, jemals aggressives Verhalten zu zeigen.

Wilhelm Reich hat, wie Sie vielleicht wissen, als Pionier auf diesem Gebiet geforscht. Er begann damit, mehr auf die muskulären Verspannungen von Menschen zu achten, als sie mit Hilfe von psychologischen Konzepten zu analysieren, und beobachtete genau das, was ich hier gerade beschrieben habe – dass die meisten von uns unbewusst die Muskeln in einem chronischen Zustand halten, der uns davon abhält, unsere Emotionen auszudrücken.

Wir wollen uns nun einmal Ihren eigenen Gewohnheiten zuwenden, ohne allerdings sofortige Schlüsse zu ziehen oder zu entscheiden, zu welcher «Sorte» Sie wohl gehören könnten. Am Beginn steht nichts weiter als reine Beobachtung, der keine Zielrichtung gegeben werden sollte. Sobald Sie nämlich beginnen, Konzepte darüber aufzustellen, was «falsch» an Ihnen ist, wird dieses Konzept Sie so stark von Ihrer eigenen Person trennen, dass Sie wenig Aussicht auf Erfolg haben werden, sich tatsächlich zu verändern. Halten Sie sich also nur offen für alle Beobachtungen, die Sie über sich machen, eingeschlossen die Art Ihrer Körperhaltung, wie Ihre Muskeln chronisch verspannt oder schwach sind, und auf welche Weise Sie Ihre Atmung hemmen.

Das Gegenteil von Depression ist Furcht. Es sind dies nicht zwei völlig voneinander getrennte Zustände; sie stehen in enger Beziehung zueinander. Der ängstliche Mensch hat es einfach nur nicht geschafft, die Energieaufladung, die mit dem Angstreflex verbunden ist, schon beim Einatmen zu blockieren. Der Mensch mit diesem Verhaltensmuster atmete ein und lud sich mit Energie auf, fürchtet aber, sie herauszulassen. Das Ergebnis ist eine chronisch flache Brustatmung, überall Verspannungen und eine durch die chronische Anspannung und Hyperventilation resultierende Mattigkeit. Auch diese Person kann sich natürlich schwach fühlen, da die angesammelte Energie nie entladen werden kann.

Kraft ist weder Anspannung noch Entspannung. Kraft ist die regelmässige Spannung und Entspannung der Muskeln, regelmässiges Aufladen und Entladen durch Bewegung und Atmung. Der ängstliche Mensch blockiert jede Bewegung des Körpers mit Ausnahme von wenigen, bestimmten Bewegungen, die für ihn nicht mit Gefahr verbunden sind. Angst setzt das Adrenalin-Stress-Syndrom in Kraft, mit dem wir uns später noch näher befassen werden. Die damit verbundenen chemischen Veränderungen im Körper laden die Muskeln für etwaige Aktionen mit noch mehr Energie auf.

Aber die Aktion findet niemals statt. Die kraftvolle Ausatmung ist blockiert – durch chronische Verspannung der Atemmuskulatur. Solange diese Muskeln die Lungen zum Einatmen weiten, ist eine wirkungsvolle Ausatmung unmöglich. Die meisten an Angstzuständen leidenden Menschen haben im Bereich des Brustkorbs einen Ring von Muskelverspannungen, wodurch Müdigkeit und Schwäche einsetzen.

Wir haben bereits gesehen, dass eine chronische Verspannung der Atemmuskulatur kraftvolles Ausatmen verhindert. Doch auch an anderen Stellen treten Blockierungen auf.

Wenn die Bauchmuskulatur schlaff und schwach ist, wird das kräftige Pressen dieser Muskelpartien, das beim Ausatmen nötig ist, eingeschränkt sein. Auch dadurch, dass das Becken in der Einatmungsposition gehalten wird, ist eine kraftvolle Entladung nicht möglich.

Die Stimmbänder kontrollieren den Weg der Atemluft von den Lungen nach draussen. Eine Verengung oder Schliessung dieses Atemwegs vermindert bzw. verhindert eine Ausatmung. Und das Schliessen des Mundes, das Zusammenpressen der Lippen und der Kinnmuskeln führt natürlich auch zu einer Verminderung der Ausatmung, indem die Luft gezwungen wird, nur den ihr noch zur Verfügung stehenden Weg durch die Nase zu nehmen. All dies trifft auf die meisten Menschen mit chronischen Angstzuständen zu.

Merkwürdigerweise haben wir oft Angst vor unserer eigenen Kraft. Wir fürchten, Ärger und Wut zu zeigen, weil dies bestraft wurde, und wir haben auch Angst davor, jemanden wirklich zu verletzen, wenn wir uns öffnen und unsere Wut ungehindert heraus lassen. Jedesmal, wenn wir wütend werden, erzeugen wir so eine Angstreaktion gegenüber dem mit diesem Gefühl verbundenen körperlichen Zustand. Auf diese Weise erzeugt das Gefühl unserer eigenen, natürlichen Kraft in uns Angst und Blockierung.

Wie ist es bei Ihnen? Fürchten Sie sich vor Ihren eigenen Wutgefühlen? Fürchten Sie, dass Sie ausser Kontrolle geraten würden, wenn Sie Ihrer Wut ungehindert Lauf lassen? Sind Sie wirklich das Ungeheuer, das Ihre Eltern zu disziplinieren versuchten, bevor es gross genug wurde, Schaden anrichten zu können?

Was würde passieren, wenn Ihre Hemmungen plötzlich verschwunden wären und Sie natürlich und direkt auf alle Situationen reagieren würden, die Sie hier und jetzt erleben?

Trauen wir unserer eigenen Person?

Die Eigenschaften menschlicher Natur sind immer fragwürdig gewesen. Zum Beispiel töten wir uns gegenseitig, wohingegen Tiere fast niemals Artgenossen töten. Sind wir wirklich derart destruktive Kreaturen?

Möglicherweise haben wir uns zu dem entwickelt, was wir sind, weil wir manchmal recht grausam und unbarmherzig sind, ausgestattet mit emotionalen sowie ökologischen Instinkten, die sogar unseren eigenen Gefühlen entgegenstehen.

Dies heisst aber nicht, dass wir deshalb in das entgegengesetzte Extrem fallen müssen, indem wir jede unserer Handlungen und Reaktionen vollständig unter Kontrolle halten, damit das Ungeheuer in uns niemals aus dem Käfig der Hemmungen und körperlichen Verspannungen ausbricht, in das wir es eingeschlossen haben. Wir sind mit genügend Intelligenz ausgestattet, um nicht in diesem Entweder/Oder-Verhalten verhaftet bleiben zu müssen.

Andererseits sind wir nicht nur Menschen, sondern auch sehr dumme Tiere. Wir können Menschen in den Weltraum schicken, aber wir können uns nicht von unseren Angstzuständen befreien. Wir bauen hochentwickelte Computer, aber wir überschreiten in unserem Denken gewöhnlich kaum die Grenzen der Computerlogik.

Von Geburt an werden wir trainiert, die Welt als eine Entweder/Oder-Sache zu begreifen. Auch die Religion unterstützt diese Art zu denken. In der traditionellen Theologie sind Sie entweder für Christus oder gegen ihn. Eine dritte Möglichkeit steht Ihnen nicht offen. All dies ist natürlich zurückzuführen auf die Logik der alten Griechen, auf die dualistische Denkweise der griechischen Philosophen des Altertums: Entweder/Oder, Ein/Aus, Ja/Nein.

Diese Wahrnehmungs- und Denkweise, welche in «primitiven» Kulturen übrigens keineswegs gefördert wird, macht es uns leicht, auf die physische Umwelt einzuwirken. Mit Sicherheit hat das dualistische Denken seinen Platz, und lineare Logik ist eine wertvolle Hilfe beim Lösen von Problemen.

In der Psychologie jedoch, und mehr und mehr auch in tieferen Bereichen der Physik und Astronomie, hilft uns dualistisches Denken nicht weiter. Dies gilt genauso für den Kampf zwischen instinktiven, emotionalen Reaktionen und durch Lernen erworbenen Gewohnheitsmustern, die so häufig mit den Instinkten in Konflikt stehen. Mit der Entweder/Oder-Denkweise sind wir hier verloren. Wir müssen zu einem Austausch finden, der beide Aspekte gleichwertig einbezieht. Auf politischer Ebene sind grosse Fortschritte darin gemacht worden, Menschen als gleichwertig anzusehen, aber in unserem eigenen Inneren herrscht noch immer Tyrannei. Das kognitive Ich sieht das instinktive Ich als unterlegen an, und es manipuliert es wie ein Diktator, gewöhnlich absolut mitleidslos.

Natürlich reagiert daher das instinktive Ich von Zeit zu Zeit mit heftiger Gewalt, sobald ihm ein wenig Freiheit gegeben wird. Dies heisst aber nicht, dass das instinktive Ich von Natur aus ein Ungeheuer ist, das eingesperrt und ausser Sichtweite gehalten werden muss. Es bedeutet vielmehr, das das kognitive Ich mit Hilfe von Angst und Repression seine Herrschaft ausübt, statt in verständnisvoller Koexistenz mit seinem unbewussten Partner zu leben.

Mein Freund und Lehrer Alan Watts, der beachtenswerte Arbeit auf dem Gebiet geleistet hat, unsere dualistischen Denkgewohnheiten aufzubrechen und zu erweitern, beeindruckte uns Studenten immer wieder mit dem Ausspruch, dass wir in einer «zweihundertprozentigen Welt» leben. Zunächst konnte ich in diesem Satz keinen Sinn finden. Nach und nach aber wurde für mich dieser Satz zum Schlüssel für die dualistische Denkgewohnheit, der wir alle unterliegen. Wenn wir versuchen, das Problem unseres instinktiven und kognitiven Ichs zu lösen, indem wir jeder Seite fünfzig Prozent zugestehen, indem wir sagen, dass jeder Teil zur Hälfte recht hat, enden wir mit diesem Versuch nur in totaler Verwirrung. Unsere Instinkte sind in ihrer Funktion und Logik hundertprozentig richtig. Und unsere erlernten Verhaltensmuster sind in ihrer Auffassung und Reaktion gegenüber einer Situation ebenso richtig.

Beide müssen also gleichwertig zusammen existieren, ohne dass einige ihrer Qualitäten geopfert werden, um als einheitliches Ganzes zu funktionieren. Statt beide auf je fünfzig Prozent zu begrenzen, müssen wir unseren Realitätsbegriff erweitern, um zwei hundertprozentige Ganze in unserem inneren Raum unterzubringen. Dies ist ein gedanklicher Trick, der uns hilft, unser gewohntes dualistisches, antagonistisches Denkmodell zu sprengen.

Wenn nun aber beide, Ihre instinktiven Reaktionen und Ihre erlernten Hemmungen, «richtig» sind, erhebt sich die Frage, wie Sie den Konflikt, der scheinbar zwischen beiden besteht, praktisch lösen können?

Diese Frage führt uns zur Atemintegration, mit der wir uns im folgenden Kapitel befassen werden.

KAPITEL VIER

Die natürliche Atmung

Instinkte, Lernverhalten und Spontanität
Prinzipien der Atemmodifikation
Praktische Techniken zur Integration

Eine chronische Atemhemmung, sobald sie einmal existiert, neigt dazu, die betreffende Person das ganze Leben hindurch zu begleiten. Zu Beginn Ihres Lebens ist Ihr Verhalten völlig spontan. Aufgrund der Reaktionen Ihrer Umgebung auf diese natürlichen Reflexe entwikkeln Sie erlernte Verhaltensmuster und damit verbundene Atemhemmungen. Irgendwann wird Ihnen klar, dass Ihre Atmung gewohnheitsmässigen Blockierungen unterliegt, und Sie suchen sich von diesen alten Hemmungen zu befreien.

Mein Grossvater lehrte mich sehr genau, dass Tiere Angst und Vermeidungsreaktionen sehr schwer verlernen. Wenn zum Beispiel ein Pferd erst einmal eine bestimmte Reaktion auf eine bestimmte Stimulanz entwickelt hat, wird in den meisten Fällen das Tier immer wieder so reagieren.

Die Verhaltensmodifikation in der Psychologie folgt denselben Grundsätzen und Regeln der Natur. Wenn man ein Verhaltensmuster ändern möchte, arbeitet man mit negativer oder positiver Verstärkung, um so ein neues Reaktionsmuster zu entwickeln. Entweder bestrafen Sie das entsprechende Verhalten und es verschwindet durch Furcht und Hemmung, oder Sie belohnen jede Verhaltensänderung in der von Ihnen gewünschten Richtung.

Nun wollen wir sehen, auf welche Weise solche Prinzipien auf die Atemmodifikation angewendet werden könnten und ob dies unseren Zielen dienen würde. Beginnen wir mit der Gewohnheit des Atemanhaltens.

Die meisten Menschen halten viele Male während des Tages für einen Augenblick den Atem an. Diese Gewohnheit ist ein Überbleibsel der alten Angstreaktion, bei der die Atmung vor Angst stockt. Eine solch unregelmässige Atmung kann tatsächlich ein Zeichen für ernsthafte körperliche Komplikationen sein. Zum Beispiel hat man in der beginnenden Forschung auf diesem Gebiet dokumentiert, dass Patienten mit Herzanfällen zu einem bestimmten, gehemmten Atemmuster neigen. Dieses Pausieren in der Mitte des Atemzyklus scheint in enger Beziehung zu stehen mit einer Persönlichkeitsstruktur, die zu Herzerkrankungen führt. Es scheint also sinnvoll zu sein, dieses Atemmuster zu dekonditionieren, um Herzprobleme zu vermeiden.

In der traditionellen Atemmodifikation würde die Atmung durch einen Monitor aufgezeichnet, und jedesmal, wenn dieses «Pausieren in der Mitte des Zyklus» aufträte, würde ein Schock verabreicht werden. Um die Bestrafung zu vermeiden, die mit der Atemhemmung verbunden ist, würde die betreffende Person ein neues erlerntes Verhaltensmuster entwickeln, das darin bestehen würde, niemals in der Mitte des Zyklus den Atem anzuhalten.

Das Ergebnis wäre das Hemmen einer Hemmung. Eine neue Gewohnheit würde entstehen: die Gewohnheit, niemals den Atem anzuhalten. Es hat eine erfolgreiche Atemmodifikation stattgefunden, von spontaner Atmung aber sind wir sogar noch weiter entfernt als wir es vorher waren. Spontaneität kann man nun einmal nicht durch Manipulation erlangen!

Der Weg zur Atemintegration beginnt ähnlich wie der gerade beschriebene, weicht aber an einem bestimmten Punkt entscheidend von dem der Atemmodifikation ab. Der erste Schritt besteht ganz genauso in einer erhöhten Bewusstheit gegenüber der Atmung, mit deren Hilfe wir in diesem Fall das «Atemanhalten» bemerken und beobachten. Es werden zur Zeit sogar Instrumente entwickelt, die das Atemverhalten beobachten und jede Unregelmässigkeit anzeigen.

Aber auch ohne äussere, technische Hilfe liegt der erste Schritt darin, an sich selbst zu beobachten, durch welche Gewohnheiten die eigene Atmung bestimmt wird und wo Atemhemmungen auftreten.

Wir sind dazu erzogen, uns um externe Hilfe zu bemühen bei jedem Auftreten von Gesundheitsproblemen. Wir sehen uns als hilflose Opfer von Bazillen, Viren, Stress und anderen äusseren Bedingungen.

Atemintegration erfordert das Gegenteil von dieser Erwartungshaltung. Wir sehen selbst auf den Zustand unserer eigenen Atmung und verändern ihn zum Besseren. Das heisst, wir akzeptieren, für den gegenwärtigen Zustand unseres Körpers, wie immer dieser gerade sein mag, verantwortlich zu sein. Wir können bewusst unsere Atemmuster verändern; also sind wir selbst dafür verantwortlich, es zu tun. Abhängigkeit von äusserer Hilfe kann dazu führen, dass zusätzlich neue, erlernte Hemmungen entwickelt werden; spontanes Verhalten aber kann nur aus uns selbst heraus entstehen.

Kehren wir zurück zum Atemanhalten. Die meisten unter uns haben die Angewohnheit, in bestimmten Gefühlssituationen den Atem anzuhalten, aber wir sind uns dessen meist nicht bewusst. Es handelt sich hier um eine jener Atemhemmungen, die vor langer Zeit entwickelt wurden und die inzwischen völlig unabhängig von unserem bewussten Denken und Handeln ablaufen.

Sicher werden Sie bemerkt haben, wie Sie ab und zu tatsächlich den Atem anhalten oder dass Sie unregelmässig atmen. Indem Sie sich einer bestimmten Verhaltensweise bewusst werden, lösen Sie einen natürlichen Heilungsprozess aus. Jedesmal, wenn Sie bemerken, dass Sie den Atem anhalten, werden Sie feststellen, dass im nächsten Augenblick Ihre Atmung natürlicherweise zu einem tieferen und ausgeglicheneren Zyklus übergeht.

Wenn Sie sich einer bisher unbewussten Gewohnheit bewusst werden, bringen Sie sie damit in die Gegenwart, wo allein Lernen und Veränderung von Verhaltensmustern stattfinden kann.

Besondere Bewegungsübungen und Meditationen können dabei hilfreich sein, ausschlaggebend aber ist immer, dass die Bewusstheit des Gehirns auf die Atemgewohnheiten gerichtet ist, um Veränderungen bewirken zu können. Hierin liegt das Grundprinzip der Atemintegration.

Sie entwickeln in diesem Fall aber nicht ein neues, erlerntes Atemmuster, wenn Sie sich dabei ertappen, dass Sie den Atem anhalten und daraufhin sofort beginnen, regelmässiger zu atmen. Statt dessen reaktivieren Sie das natürliche Atemmuster, führen Sie Ihre Atmung auf den instinktiven Ablauf zurück, der durch erlernte Hemmungen unterbrochen wurde.

Versuchen Sie dies bitte einige Male an sich selbst, damit Sie für sich selbst wissen, dass es wahr ist, statt nur ein Konzept, das Sie in einem Buch gelesen haben. Beobachten Sie jetzt einmal bewusst Ihre Atmung, und erleben Sie, wie diese sich allein dadurch verändert. Machen Sie nach diesem Absatz eine Pause und beobachten Sie, was geschieht.

Seit Jahren fasziniert mich die Beziehung zwischen körperlicher Bewegung und Atmung. Wir haben gesehen, dass alle Emotionen durch körperliche Bewegung ausgedrückt werden, und wie unsere Atmung sich ändert, wenn wir den Grad der körperlichen Bewegungen verändern. Wenn nun das instinktive Atemverhalten mit körperlichen Bewegungen verbunden ist – kann man dann nicht logischerweise annehmen, dass wir ein Atemmuster bewusst aktivieren können durch die mit einer bestimmten Emotion verbundenen Bewegung?

Zum Glück scheint dies tatsächlich der Fall zu sein.

Unsere körperlichen Bewegungen können wir bewusst kontrollieren. Wir können uns auf eine bestimmte Weise bewegen, die von Natur aus bestimmte mit ihr verbundene Atemmuster und Gefühlsinhalte hervorbringt. Das heisst, dass wir die Möglichkeit haben, durch bewusste Körperbewegungen und bewusstes Beobachten der Atmung mit unseren ursprünglichen Atemmustern in Kontakt zu kommen.

Viele unter uns halten sich zum Beispiel auf einer niedrigen Energieebene. Sie fühlen sich auf diese Weise sicher, aufgrund von erlernten Gewohnheitsmustern aus der Kindheit. Viele unter uns haben Atem- und Bewegungshemmungen, die auf den ersten Blick tatsächlich als normales Verhalten eines Erwachsenen erscheinen. Aber wir erleben uns selbst als eingegrenzt auf einen schmalen Bereich von Atemmustern; unfähig, Gefühle von Freude, Wut, Trauer usw. spontan auszudrücken.

Was können Sie also tun?

Machen Sie zunächst eine Pause beim Lesen und stellen Sie fest, wie Sie in diesem Moment atmen. Fühlen Sie die Luft durch Ihre Nase ein- und ausströmen, und erweitern Sie Ihr Bewusstsein, bis Sie fühlen, ob und wo Ihre Atemmuskulatur verspannt ist. Fühlen Sie sich mit dieser Energiemenge und diesen Verspannungen wohl, oder möchten Sie mehr Energie, Freude, Wachheit in sich spüren?

Wenn Letzteres auf Sie zutrifft, können Sie in diesem Moment handeln und Veränderungen in der Atmung herbeiführen. Und wenn Sie die Veränderung bewusst an sich beobachten, können Sie auch feststellen, welches Atemmuster Sie bevorzugen, und die hemmende Gewohnheit, die Sie unter Kontrolle hielt, ablegen und verändern, bis Sie das Ihnen angenehme Atemmuster erlangt haben.

Stehen Sie jetzt auf, und konzentrieren Sie sich dabei weiter auf Ihre Atmung – es ist wichtig, dass Sie sich auch während der nächsten Schritte ständig Ihrer Atmung bewusst bleiben, damit ein Lernprozess stattfinden kann.

Heben Sie nun die Arme über den Kopf und strecken Sie die Hände abwechselnd so hoch Sie können. Schauen Sie dabei nach oben auf den gestreckten Handrücken.

Strecken Sie die Hand so, als würden Sie etwas, das Sie unbedingt haben möchten, ergreifen. Schliessen Sie sie dann, als würden Sie das, was Sie haben wollten, nun in Ihrer Hand halten. Dann strecken Sie die andere Hand aus, mit weit gespreizten Fingern, so dass Sie die Dehnung von den Fingerspitzen bis zu den Zehen fühlen; lassen Sie dabei den anderen Arm bis leicht über Kopfhöhe sinken.

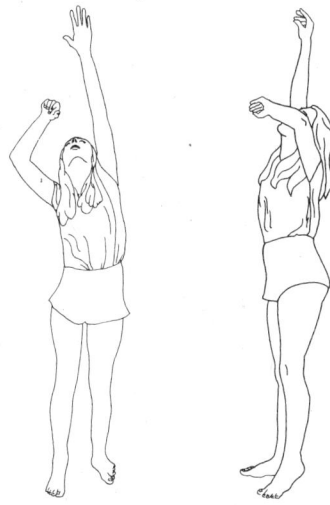

Verlagern Sie dabei jeweils Ihr Gewicht, so dass, wenn Sie die linke Hand gestreckt haben, Ihr linker Fuss flach auf dem Boden steht und Ihr rechtes Bein sich vom Boden abhebt. Auch die rechte Hüfte streckt sich dabei nach oben und wechselt über zur linken Hüfte, die sich nach oben streckt, wenn Sie zur anderen Hand wechseln.

Atmen Sie dabei tief durch den geöffneten Mund. Beobachten Sie, wie dieses Strecken die Atemmuskulatur des Brustkorbs lockert und anregt.

Atmen Sie tief ein, lassen Sie Ihre Kinnlade weit herunterfallen, und atmen Sie aus mit einem seufzenden «Aaaaahhhhh»-Laut, einem hohen Ton, der immer tiefer wird, während Sie sich dem Gähnreflex hingeben.

Nachdem Sie ein paar mal gegähnt und sich eine Weile gestreckt haben, stehen Sie nun ruhig da, mit geschlossenen Augen, und beobachten, wie Ihre Atmung sich verändert hat. Während dieser Pause, während Sie das Erlebte reflektieren, findet der eigentliche Lernprozess statt, bemerkt Ihr Bewusstsein, wie die Bewegungen die Atmung verändert haben, und beurteilt diese Veränderung als wünschenswert.

Jedesmal, wenn Sie diese einfache, aber wirkungsvolle Übung machen, werden Sie neue Aspekte Ihrer Atmung entdecken. Insbesondere werden Sie fühlen, dass das Strecken und Gähnen instinktive Bewegungen sind, die den Körper mit Energie aufladen, Spannungen entlassen und einen Zustand von gleichzeitiger Entspannung und Wachheit erzeugen.

Wir denken im allgemeinen, dass so etwas wie Strecken und Gähnen zu einfach und alltäglich ist, um wichtig sein zu können. Ich hoffe aber, dass Sie durch die Erfahrung der Veränderungen, die Sie durch diese Bewegungen erleben werden, eine positivere Einstellung gegenüber Atem- und Körperinstinkten gefunden haben.

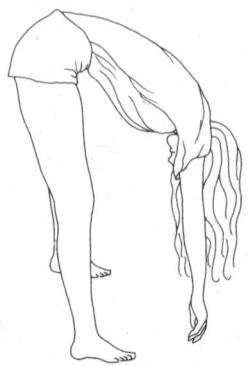

Als nächstes lehnen Sie sich langsam vornüber, indem Sie zuerst den Kopf senken, dann die Schultern und den Oberkörper bis zu den Hüften, bis Sie bei durchgestreckten Knien mit den Handflächen den Boden berühren können. Schlagen Sie dreimal leicht mit der Handfläche auf den Boden. Die Beine sind dabei weit gespreizt.

In dieser Haltung schütteln Sie Ihren Kopf vor und zurück, um Ihren Hals zu lockern. Atmen Sie jetzt durch den Mund, und entspannen Sie Kinn und Zunge. Geben Sie beim Ausatmen Laute von sich, und geniessen Sie es, dies einmal in einer so ungewöhnlichen Körperhaltung zu tun.

Ihre Atmung ist in dieser Haltung völlig anders. Ihre Lungen zum

Beispiel liegen «verkehrt herum». Von der Hüfte aufwärts sind alle Organe, die sonst oben sind, unten, und umgekehrt. Alles ist anders, und so kann Ihr Bewusstsein die Atmung auf eine neue Weise erfahren.

Strecken Sie nun die Zunge heraus und machen Sie Fantasielaute, ähnlich wie Babylaute, um einmal solche Urgefühle herauszulassen, die sonst nie die Möglichkeit haben, sich auszudrücken. Diese stimmliche Entladung wird Ihre Atmung erheblich weiten. Wiederum berühren Sie eine Art spontaner Ausdrucksweise Ihrer frühen Jugend, aus der Zeit, bevor Sie begannen, Ihre Stimme zu kontrollieren, um sprechen zu lernen.

Falls Sie ab und zu solche Laute in dieser Haltung von sich geben, wenn Sie allein und ungestört sind, öffnen Sie damit Ihre spontane vokale Ausdruckskraft im allgemeinen.

Was passiert mit Ihnen, wenn Sie diese Übungen machen? Sie haben Erfahrungen gemacht, die Ihre Ansicht darüber ändern, wie Sie atmen können und welche Bewegungen Ihnen ein energetisierendes, befriedigendes Gefühl geben.

Sie besitzen jedoch ein gedankliches Konzept von sich selbst, das dazu neigt, den status quo aufrechtzuerhalten. Jahrelang haben Sie innerhalb bestimmter Grenzen Ihres Atemverhaltens gelebt. Sie haben als Kind Sicherheitslimiten aufgestellt, die zu überschreiten Sie sich fürchten. All dies geschieht fast völlig unbewusst. Aber dieses Selbstbildnis wird gegen alles kämpfen, was die einmal aufgestellten Grenzen antastet.

Ihr Bewusstsein wird möglicherweise versuchen, alle möglichen Tricks gegen Sie auszuspielen, um Sie davon abzuhalten, diese Übungen zu machen. Beobachten Sie sich daraufhin! Beginnen Sie, sich Ihrer Vermeidungsverhaltensmuster bewusst zu werden, besonders wenn es um vermehrte Bewegungen und verstärkte körperliche Energie geht.

Sich selbst dabei zu ertappen, dass Sie Bewegungen und die Freude an Bewegungen limitieren, ist der erste Schritt auf dem Weg, über diese Beschränkungen hinauszuwachsen. Damit echte Entwicklung stattfinden kann, eine echte Erweiterung Ihrer Atemgewohnheiten, muss Ihr Selbstbildnis sich ändern. Es muss in der alten und wahren Bedeutung des christlichen Wortes sterben und neu geboren werden.

Wir kommen nun zu einer fortgeschrittenen, sehr effektiven Übung, bei der Sie die Wirkung eines plötzlichen Anwachsens Ihrer körperlichen Energie beobachten können. Was geschieht, wenn Sie sich so bewegen, dass Sie plötzlich eine erhebliche Energiemenge durch Ihr Körpersystem senden und durch heftige Bewegungen instinktive Atemmuster aktivieren?

Stellen Sie sich aufrecht hin und beginnen Sie, auf der Stelle auf und ab zu federn. Stellen Sie die Füsse etwa dreissig Zentimeter auseinander, schieben Sie das Becken etwas nach vorn, und halten Sie die Schultern entspannt, während Sie auf und ab springen.

Atmen Sie zwei Sprünge lang ein, zwei Sprünge lang aus, so dass die Sauerstoffzufuhr ausgeglichen ist, und springen Sie nicht hoch, sondern so, dass Sie nur gerade die Füsse vom Boden abheben. Atmen Sie durch den Mund, und vor allem: geniessen Sie das Ganze!

Stehen Sie danach einen Moment lang mit geschlossenen Augen und fühlen Sie die durch das Springen hervorgerufene Veränderung Ihrer Atmung. Beobachten Sie, wie die Atmung ruhiger zu werden beginnt. Fühlen Sie die Aufladung von Energie in Ihrem Körper, und beobachten Sie, wie Sie auf dieses Gefühl reagieren.

Anfangs werden Sie sich vielleicht nach dieser Übung schwindlig oder schwach fühlen, weil Sie eine solche Energieaufladung nicht gewohnt sind. Diesen Effekt sollten Sie einfach nur beobachten. Sie werden jedesmal, wenn Sie diese Übung machen, eine andere Wirkung spüren, und nach und nach wird Ihre Reaktion gegenüber der plötzlich vermehrten Energie positiver und ausgeglichener werden. Urteilen Sie also nicht gleich negativ, wenn Sie diese Übung nicht beim ersten Mal mit Freude und positivem Effekt machen können – nehmen Sie sich Zeit, sich zu entwickeln.

Wichtig ist nur, dass Sie die Übung regelmässig machen, wenn Sie ernsthaft an einer Erweiterung Ihres Atemverhaltens interessiert sind. Disziplin ist zu Beginn jeder Veränderung von Gewohnheitsmustern nötig. Wenn Sie nichts tun, wird sich nichts verändern. Wille und bewusste Disziplin sind erforderlich.

Lassen Sie uns sehen, was passiert, während Sie diese Aufladungsübung machen. Wenn Sie zu springen beginnen, vertieft sich Ihre Atmung automatisch als instinktive Reaktion auf die Erfordernisse der vermehrten Bewegung. Da Ihr Körper mehr Sauerstoff braucht, durchbrechen Sie Ihre normalen, eingeschränkten Atemmuster.

Wir haben hier also ein Mittel gefunden, mit dessen Hilfe Sie sich von Ihren gehemmten Atemmustern befreien können. Bewegung! Die Frage ist nur, ob Sie es auch benutzen werden. Was könnte Sie davon abhalten?

Angst.

Sobald Sie sich mit Energie aufladen, werden Sie die Kraft, die Sie dadurch fühlen, mit früheren Erfahrungen in Verbindung bringen, mit Erfahrungen aus früher Kindheit, als Sie diese Energie fühlten und dafür bestraft wurden, sie auszudrücken.

Mit einem Anwachsen des Energieniveaus ist also die Erwartung von Bestrafung verbunden. Jedesmal, wenn Sie sich durch diese Übung energiegeladen fühlen, haben Sie sofort danach einen Anfall von Angst. Sie fühlen sich schwach, unbequem, und ärgern sich, dass Sie diese Übung überhaupt gemacht haben.

Menschen, die aktive Bewegung vermeiden, die es nicht mögen, energiegeladen zu sein, haben fast immer Angst davor, ihre eigene Energie zu spüren. Falls dies auf Sie zutrifft, haben Sie nur die eine Möglichkeit, Ihre Angst zu überwinden: indem Sie sich der Gefahr stellen – und sehen, dass sie nicht existiert.

Machen Sie diese energietisierende Übung regelmässig, springen, rennen, schreien Sie – und beobachten Sie, was in Ihrem Inneren vor sich geht. Beobachten Sie das Schwindelgefühl, falls es sich einstellt, den Drang, solche Übungen zu vermeiden. Beobachten Sie aber auch, ob Ihnen irgend etwas Negatives passiert, nachdem Sie sich mit Energie geladen haben.

Lernen Sie durch Erfahrung.

Wenn Sie die Übung des Auf- und Abspringens vielleicht zwanzigmal gemacht haben und eindeutig beobachten, dass keine Bestrafung damit verbunden ist, wird sich die Angstreaktion verlieren. Und der Wunsch, solche Übungen weiterhin zu machen, wird sich verstärken, einfach, weil Sie sich gut fühlen werden! Bewegung sollte normalerweise Freude machen, wenn sie nicht mit Angstgefühlen verbunden wird.

Der Trick besteht also darin, die Übung mit einem Lächeln zu machen.

Ich entdeckte, mehr oder weniger durch Zufall, ein bestimmtes Phänomen, das auftrat, wenn ich mich mir selbst lächelnd vorstellte, ohne wirklich Muskeln zu bewegen, um ein äusseres Lächeln zu zeigen. Ich fand heraus, dass, wenn ich äusserlich meine Gesichtsmuskeln völlig entspannt liess, mir aber innerlich vorstellte zu lächeln, ich einen Energiefluss fühlte, der sich in meinem Gesicht aufwärts bewegte, meine Augen mit einem Gefühl von Leichtheit überflutete und meine Atmung mit einem Gefühl von Freude erfüllte.

Versuchen Sie es an sich selbst, statt nur meinem eigenen Versuch einer Beschreibung zu folgen. Schliessen Sie die Augen, entspannen Sie

Ihre Gesichtsmuskeln völlig, konzentrieren Sie sich auf Ihre entspannte Atmung durch die Nase –

Und dann stellen Sie sich vor, dass auf Ihren Lippen ein Lächeln liegt. Ich meine nicht eine Grimasse oder ein Grinsen, sondern ein wundervolles, zufriedenes Lächeln. Stellen Sie sich vor, dass Sie sich zufrieden und gut fühlen, und drücken Sie dieses Gefühl aus durch ein Lächeln auf Ihren Lippen und in Ihren Augen.

Beachten Sie, dass dies nicht funktioniert, wenn die Kinnmuskeln verkrampft sind, die Zunge angespannt oder die Zähne zusammengebissen sind. Die Schönheit des inneren Lächelns liegt darin, dass alle Spannungen, die gewöhnlich unser äusseres Lächeln begleiten, vermieden werden, und Sie nur ein aufwärts steigendes Gefühl von Freude spüren, in viel tieferen Bereichen. Es fühlt sich an, als ob äusserst subtile Muskeln arbeiten, um dieses innere Lächeln zu erzeugen, und ich denke, dass dies sogar tatsächlich der Fall ist.

Das Gefühl dieses Lächelns ist es, das Sie in Ihre Übungen miteinbeziehen sollten. Sie erzwingen dabei übrigens kein Gefühl. Sie ändern nur einfach ganz leicht und behutsam die Stellung der Gesichtsmuskeln.

Was wir hier sehen, ist, dass wir bewusst unseren Bewusstseinszustand verändern können. Bei den meisten von uns werden Gefühle und Bewegungen von Gewohnheiten kontrolliert. Was ich Ihnen zeigen möchte, ist, dass wir durch diese einfachen, bewussten Handlungen unsere Gefühle und Bewegungen verändern können.

Wir neigen dazu, hilflose Opfer unserer Gefühle, Hemmungen, Stimmungen und Gewohnheiten zu sein. Und tatsächlich sind wir es auch, bis wir erkennen, dass wir durch bewusstes Handeln Veränderungen unserer inneren Bedingungen herbeiführen können.

Zum Beispiel werden Sie erleben, dass durch die einfache Übung des «Inneren Lächelns» sich Ihre Atmung entspannen und Sie mehr Freude fühlen werden. Viele von uns fühlen sich den ganzen Tag über schlecht, nur weil sie die Gewohnheit haben, sich schlecht zu fühlen. Die Masken, die wir die meiste Zeit hindurch aufsetzen, blockieren unsere Freude am Leben und die Fähigkeit, spontan auf unsere inneren Gefühle zu reagieren. Damit, dass Sie dem «Inneren Lächeln» ab und zu erlauben, sich über Ihr Gesicht auszubreiten, können Sie beginnen, diese alten Gewohnheiten zu ändern. Versuchen Sie es und sehen Sie, was Sie an Ihren eigenen Gewohnheitsmustern und Möglichkeiten entdecken können.

KAPITEL FÜNF

Stress, Angstzustände und Entspannung

Die Ursachen für Stress
Atmung und Ängste
Entspannungsatmung

Vielen scheint dieses «Innere Lächeln» ein unerreichbares Ziel. Das Leben erzeugt zuviel Spannung, Druck, Stress, als dass ein entspanntes inneres Lächeln möglich wäre. Der Tagesablauf scheint nicht einen Moment zum Entspannen und Geniessen zu erlauben. Das Leben ist hektisch, voller Sorgen und Ängste, Termine und Krisen.

Es ist allgemein bekannt, dass Stress und mit Stress in Verbindung stehende Krankheiten eine Plage dieser Zeit sind. Man sieht dies an der steigenden Anzahl von Herzanfällen, und in vielen Fällen von Kopfschmerzen, Migräne, Rückenschmerzen, Angstanfällen und Depression, ja sogar bei Krebs scheint Stress ein auslösender Faktor zu sein.

Ebenso führt Stress bei vielen Menschen zu Drogen- und Medikamentenabhängigkeit und Alkoholismus auf der Suche nach Erleichterung von den Anspannungen und Ängsten des modernen Lebens. Und zusammen mit den physischen Schmerzen und Krankheiten treten ebenso auch seelische Schmerzen auf, von denen meistens nicht einmal gesprochen wird. Es tut weh, einen längeren Zeitraum hindurch unter Stress zu stehen. Es scheint keinen Platz, keine Zeit für Lust und Freude, für Entspannung und Befriedigung zu geben, wenn der Druck unserer Probleme ständig auf uns lastet und uns in einem Zustand der Anspannung hält.

Natürlich ist Stress ein Atemmuster. Anspannung und Furcht führen zu ernsthafter Behinderung der Atmung, und langanhaltende Anspannung führt zu chronischer Fehlfunktion der Atmung.

Stress ist, einfach ausgedrückt, der körperliche Zustand von Angst, die nicht sofort durch Aktion herausgelassen wird. Im ersten Kapitel hatten wir uns schon einmal kurz mit den Aspekten der Angstreaktion beschäftigt. Wir haben gesehen, dass die Aufladung des Körpers eine Vorbereitung für kraftvolle körperliche Aktion ist. Und wir haben die Probleme besprochen, die entstehen, wenn die so im Körper gestaute Energie nicht sofort entladen werden kann.

Wir wollen nun noch einmal näher auf dieses Problem eingehen. Pionier der Stressforschung war ein Mann namens Hans Selye, der in den Dreissiger Jahren mit den Auswirkungen von Stress bei Tieren zu experimentieren begann. Durch Zufall entdeckte er in Verbindung mit Stress eine Vergrösserung des Thalamus bei Ratten. Er fand heraus, dass folgende physiologische Veränderungen im menschlichen Körper auftreten, sobald eine Angstreaktion ausgelöst wird:

1. Die Anzahl der Herzschläge steigt an, um eine ausreichende Blutversorgung aller Körperzellen zu sichern,
2. Die Anzahl der Atemzüge erhöht sich, um genügend Sauerstoff für zunehmende Muskeltätigkeit bereitzuhalten,
3. In den Blutkreislauf treten verstärkt Zucker und Fette ein, um mehr Energiesubstrat für sofortigen Verbrauch bei Muskeltätigkeit bereitzustellen,
4. Der Körper erhöht seine Muskelgrundspannung, um auf erhöhte Aktivität vorbereitet zu sein,
5. Faktoren für die Blutgerinnung werden aktiviert, damit Wunden einen möglichst geringen Effekt auf den Körper haben,
6. Die Hirnhangdrüse (Hypophyse) wird zunehmend aktiver, indem sie die untergeordneten innersekretorischen Drüsen anregt,
7. Die Produktion von Adrenalin und Glukagon wird verstärkt zugunsten der muskulären Stärke,
8. Verdauungsprozesse **werden gestoppt**; das Blut wird von Magen und Darm abgezogen und verstärkt Muskeln und Gehirn zugeführt,
9. Die Pupillen erweitern sich,
10. Die Gehirntätigkeit nimmt zu.

Wir sehen also, dass die einfache Angstreaktion des Körpers gegenüber einer Gefahr in Wirklichkeit eine vollständige Veränderung der Grundfunktionen unseres gesamten Seins bedeutet. Gott sei Dank, im Fall tatsächlicher physischer Gefahr!

Unglücklicherweise aber gibt es in der modernen Gesellschaft viele

Situationen, die diese Reaktion auslösen, leider aber nur wenige Situationen, in denen physische Aggressivität zur Entladung des Energiestaus als Verhalten akzeptiert wird.

Das Ergebnis ist, dass wir in dem erhöhten Energieniveau unseres Körpers feststecken; und aus eben diesem Energiestau heraus entsteht Stress. Sehen wir weiter, was passiert, wenn der Stresszustand anhält.

Nach Dr. Selye baut sich Stress in vier Stufen auf:

Alarm:
Als erstes ist die Stimulanz, welche die Angstreaktion im Körper auslöst. Wie wir noch ausführlicher sehen werden, muss dies nicht unbedingt ein lebensbedrohender Angriff eines wilden Tieres sein; es reicht aus, dass wir den Gedanken haben, es könnte am Arbeitsplatz etwas schiefgehen oder der kleine Peter könnte das Kristallglas der Tante zerbrechen.

Widerstand:
Auf dieser Stufe versucht der Körper, sich auf das erhöhte Energieniveau einzustellen, wenn der Angstzustand länger als ein paar Minuten andauert, ohne dass der Energiestau sich entladen kann.

Erschöpfung:
Nach einiger Zeit hat der Körper nicht mehr genügend Verbrennungsenergien zur Verfügung, um den Zustand erhöhter Energie aufrechtzuerhalten, und das physiologische System beginnt zusammenzubrechen.

Schluss:
Wenn dieser körperliche Zustand noch immer beibehalten wird, wird der Stress möglicherweise zum Exitus des Organismus führen.

Dies ist kein sehr schönes Bild. Wie Sie sehen, führt chronischer Stress offensichtlich zu Krankheit, Fehlfunktion, emotionalem Zusammenbruch, geistiger Funktionsunfähigkeit, und in extremen Fällen zum Tode. Der Schluss, den wir hieraus ziehen müssen, ist eindeutig: Wenn Ihr Körper sich gewohnheitsmässig in einem Zustand von chronischem Stress befindet – **Ändern Sie die Gewohnheit!**

Ich möchte noch bemerken, dass der Erregungszustand an sich nicht negativ ist. Es ist im Gegenteil natürlich und gesund, sich ab und zu in Erregung zu befinden – Sex und Fussball u. a. basieren darauf.

Das Problem entsteht dann, wenn wir den Stresszustand chronisch beibehalten. Die meisten Tiere, soweit sie nicht unter unnatürlichen Bedingungen leben, entwickeln niemals einen gewohnheitsmässigen, chronischen Stresszustand. Ich erinnere mich, dass ich in meiner Kindheit die Tiere beneidete, die so herrlich frei von Zukunftssorgen zu sein schienen. Sie können Angst vor einer gegenwärtigen Gefahr haben, aber sie prolongieren diesen Zustand nicht durch die Vorstellung, es könnte ihnen in der Zukunft etwas passieren. Sie leben in der Gegenwart, und dies scheint ein recht angenehmer Ort zum Leben zu sein.

Menschen aber unterscheiden sich von den Tieren. Wir haben ein Gehirn entwickelt, mit dem wir die Zukunft gedanklich erfassen können, und so haben wir auch die Fähigkeit, uns alle möglichen furchtbaren Dinge vorzustellen, die uns in der Zukunft zustossen könnten, sogar wenn diese Vorstellungen nicht die geringste Beziehung zur Gegenwart haben. Kurz, unsere Gedanken können uns unter einem Zustand von Stress halten.

Wir haben bereits ausgiebig über Atemgewohnheiten gesprochen. Aber wir haben auch gedankliche Gewohnheiten, Sorgen, die immer und immer wieder durch unsere Gedanken ziehen, als müssten wir eine Lösung des Problems finden, bevor die Zukunft zur Gegenwart wird und uns etwas Furchtbares zustösst.

Und die Verbindung zwischen Gehirn und Körper bewirkt eine Reaktion physischer Erregung, wenn wir nur an Gefahr denken, ohne dass wir uns im geringsten in einer gegenwärtigen Gefahr befinden. Diesen Effekt beobachten wir auch auf anderen Gebieten: Wenn wir an ein gutes Essen denken, läuft uns das Wasser im Mund zusammen, auch wenn wir im Moment kein Essen vor uns zu stehen haben.

Und wenn wir uns vorstellen, dass ein wildes Tier kommen und uns fressen wird, wird sich unser Körper in dem gleichen Erregungszustand befinden, als stünde das Tier tatsächlich vor uns, bereit, uns zu verschlingen.

Dieser Effekt ist die Ursache der ganzen Stress-Epidemie. Das Sich-Sorgen. Wir haben viele verschiedene Namen dafür: Ehrgeiz, Furcht, Besorgnis, Unbehagen, Innere Unruhe, Unsicherheit. All dies bezeichnet denselben physischen Zustand, der durch unsere Gedanken erzeugt wird. Dieses Sich-Sorgen ist nichts anderes als eine schlechte Gewohnheit.

Phil Nuernberger beschreibt in seinem Buch *Freedom from Stress* die Wechselwirkung zwischen Körper und Geist: «Wenn immer in unserem Geist ein Gedanke oder Bild existiert, ist der Körper sofort darauf vorbereitet, die zu diesem Gedanken oder Bild gehörigen Handlungen zu vollziehen.» Wenn Sie zum Beispiel nur daran denken aufzustehen, werden in allen Muskeln, die Sie zum tatsächlichen Aufstehen benutzen würden, subtile Veränderungen ausgelöst. Und je stärker der emotionale Wunsch, aufzustehen, ist, desto stärker werden die Muskeln aktiviert.

Natürlich liegt in der Fähigkeit, in die Zukunft denken zu können, auch ein positiver Nutzen. Denn nur durch diese Fähigkeit ist es uns möglich, Pläne zu entwerfen, um das erwartete negative Erlebnis zu vermeiden. Besonders in der Frühzeit der Menschheit war diese geistige Fähigkeit für ein Überleben von entscheidener Bedeutung. Menschen waren nicht allzu gut dafür ausgestattet, in einer Umgebung natürlicher Wildheit zu überleben. Es gab Tiere, die schneller rennen, härter zuschlagen, höher springen, lauter brüllen, kräftiger beissen konnten. Aber wir konnten unsere geistigen Fähigkeiten zu Hilfe nehmen, und wir haben diese Fähigkeit zu gedanklicher Projektion in die Zukunft erfolgreich zu unserem Vorteil ausgenutzt.

Die Schwierigkeiten beginnen erst, wenn wir uns aus Gewohnheit ständig Sorgen machen. Wenn wir jenen Zustand von Erregung und Angst längere Zeit über beibehalten, zerstören wir unsere Gesundheit. Wir werden möglicherweise an einem Herzversagen sterben, lange bevor die Dinge, vor denen wir uns so fürchteten, zu unserem Tode führen können. Worüber wir uns wirklich Sorgen machen sollten, das ist der Stress, um ein Wortspiel verkehrter Logik anzuwenden.

Chronischer Stress ist mit Sicherheit eine Gewohnheit, und zwar eine hauptsächlich unbewusste. Wir stehen unter chronischem Stress, und es ist uns nicht einmal bewusst. Wir müssen also einen Schritt zurückgehen und uns die Ursache dieser Gewohnheit ansehen, um uns dann bewusst von ihr befreien zu können.

Für jede Art von Stress finden wir ein entsprechendes Gewohnheitsverhalten im geistigen Bereich, wie zum Beispiel Visualisierung, Problem-lösen, Erinnerungen, Vorstellungen, usw. Gewohnheiten solcher Art sind für den Körper eine ständige Stimulanz, welche den Erregungszustand der Angstreaktion auslöst. Sobald der Körper sich in diesem Zustand befindet, nimmt das Gehirn verstärkt die Nachricht auf, es gäbe eine Gefahr, die es zu bekämpfen gelte. Auf diese Weise entwickelt sich ein komplizierter Zyklus von langwährendem Stress.

All diesen Sorgen und Aktivitäten liegt der ursprüngliche Überlebensinstinkt zugrunde, und damit die Angst, dass unser Überleben auf irgendeine Weise gefährdet wäre. Ohne diese Angst gäbe es auch die daraus erwachsenen Sorgen nicht. Wir müssen also versuchen, uns von dem beklemmenden Gefühl zu befreien, das die Angst vor dem Tod in uns auslöst. Wir können dieses Problem natürlich durch eine Jahre dauernde Psychoanalyse angehen. Für eine Erleichterung des geistigen und körperlichen Zustands aber können wir schon in diesem Moment sorgen.

Falls Sie unter Stress stehen, wird Ihre Atmung unregelmässig, flach, eingeschränkt auf einen kleinen Bereich der oberen Brustatmung sein, und Sie atmen kaum jemals richtig tief aus. Der grösste Teil Ihres Körpers steht unter ständiger Anspannung. Diesen Zustand können Sie jetzt durch bewusstes Handeln ändern.

Wir beginnen mit einer Atemübung, die besonders gut zum Entspannen geeignet ist. Es ist die sogenannte «Zwei-Vier-Zwei-Atmung».

Nach medizinischen Forschungen verlangsamt sich der Herzschlag beim Ausatmen und beschleunigt sich beim Einatmen. Da Stress meist in Verbindung steht mit beschleunigtem Puls und erhöhtem Blutdruck, ist diese medizinische Information für uns von grossem Wert. Die Tradition des Yoga wusste übrigens schon seit tausenden von Jahren um diese Tatsache, und die Übung, die wir jetzt machen werden, ist eine Variation einer bestimmten Yoga-Atmung.

Bei dieser Übung ist die Einatmung relativ schnell, aber nicht im oberen Brustbereich. Atmen Sie also zwei Zeiteinheiten lang ein, ungefähr zwei Sekunden lang, und weiten Sie dabei möglichst den Bauchbereich statt den Brustbereich. Atmen Sie ausschliesslich durch die Nase ein, und konzentrieren Sie sich auf die Empfindung der einströmenden Luft.

Dann atmen Sie vier Zeiteinheiten lang aus. Versuchen Sie, nachdem Sie normal ausgeatmet haben, noch etwas mehr Luft aus Ihren Lungen herauszupressen, indem Sie die Bauchmuskulatur zusammenziehen.

Bleiben Sie für weitere zwei Zeiteinheiten in dieser ausgeatmeten Stellung.

Nun atmen Sie für zwei Zeiteinheiten kräftig durch die Nase ein. Setzen Sie diese Atemweise für mindestens sechs Zyklen fort. Schliessen Sie das «Innere Lächeln» in diese Übung mit ein, und vergewissern Sie sich, dass Zunge und Kinn entspannt sind.

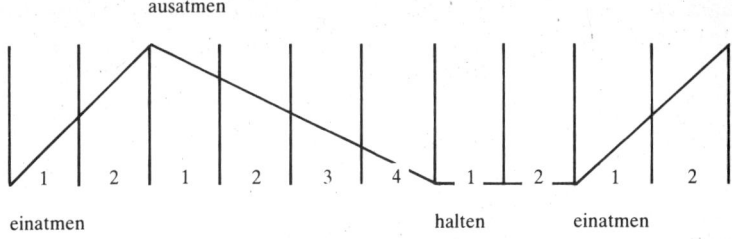

ausatmen

einatmen   halten einatmen

Sprechen Sie die Zeiteinheiten mit, aber so leise, dass Stimmbänder und Zunge nur ganz leicht angeregt werden. Sprechen Sie die Zahlen langsam, etwa so, dass jede ungefähr eine Sekunde lang oder auch einen Herzschlag lang dauert. Ihr Bewusstsein wird so mit Ihrem Herzschlagrhythmus in Kontakt kommen und auf diese Weise eine Integration von Herzschlag und Atemrhythmus fördern.

Durch das Zählen ist Ihr Geist auf die Gegenwart gerichtet, und so beschäftigt bleibt ihm kein Raum für Zukunftsprojektionen. Durch das Zusammenfassen von Vokalisieren, geistiger Tätigkeit und Atmen geschieht eine Integration von Körper und Geist, Atmen und Denken. Wenn Sie unter Stress, Angstzuständen oder auch Depressionen leiden, wird diese Übung für Sie von grossem Nutzen sein.

Natürlich kontrollieren wir dabei unsere Atmung bewusst. Wir halten bewusst ein Atemmuster ein, das im Körper Entspannung hervorruft. Da die Einatmung in Verbindung steht mit Angst, Aufladung und Erregung, atmen wir, um Stress abzubauen, möglichst wenig ein. Die Ausatmung, die mit lustvollem Seufzen, Entspannung und dem Gefühl von Kraft und Wohlbefinden in Verbindung steht, verlängern wir. Das Verharren in der ausgeatmeten Stellung erhöht den Entspannungseffekt.

Sie werden ausserdem erleben, dass das darauffolgende Einatmen ein äusserst angenehmes Gefühl sein wird, statt angespannt und unregelmässig, wie Sie es kennen. Das Geheimnis einer vollen und weichen Einatmung ist ein vollständiges Ausatmen und anschliessendes Anhalten. Versuchen Sie es selbst.

Der Grund, weshalb wir die Atmung auf diese Weise kontrollieren, ist, die natürliche Entspannungsreaktion auszulösen. Viele von uns haben einfach vergessen, wie man sich entspannt. Dadurch, dass wir bewusst eine Entspannungsatmung anwenden, kommen wir mit unseren angeborenen, instinktiven Atemmustern wieder in Berührung.

Erinnern Sie sich, dass wir unser gesamtes bewusstes Sein einsetzen mussten, um diese einfache Übung zu machen. Wenn Sie gleichzeitig bewusst empfinden, wie die Luft durch Ihre Nase ein- und ausströmt, zählen, sich auf das «Innere Lächeln» konzentrieren und Zunge und Kinn entspannen, sind Sie vollständig mit der Gegenwart beschäftigt. Und genau und nur dort können Sie lernen, sich zu entspannen und Freude zu spüren.

Auch Bewegung ist geeignet, Stress abzubauen. Viele Menschen benutzen Musik und Tanzen, um aus ihrem Stress auszubrechen. Vielleicht sollten Sie dies auch einmal versuchen. Benutzen Sie aber nicht solche Musik, die man sich zurückgelehnt im Sessel sitzend anhört, sondern vorzugsweise Musik, zu der man sich bewegen und tanzen kann.

Sie müssen nicht versuchen, einen bestimmten «Stil» zu tanzen, und kümmern Sie sich auch nicht darum, ob Sie dabei «gut aussehen» und ob sie «richtig» tanzen. Fühlen Sie einfach, wie Ihr Körper beginnt, sich nach dem Rhythmus der Musik zu bewegen. Öffnen Sie den Mund und entspannen Sie Ihre Zunge. Atmen Sie völlig aus, und lassen Sie sich in die Bewegungen fallen, die Ihrem Körper angenehm sind und an denen Sie Spass haben.

Wenn aus irgendwelchen Gründen das Tanzen nicht durchführbar sein sollte, stehen Sie einfach von Zeit zu Zeit auf, machen die Streck-übung; gähnen Sie entspannt, und atmen Sie mit nach vorn gebeugtem Oberkörper und locker hängenden Armen, wie schon in der entsprechenden Übung beschrieben. Diese Übung hat sich als sehr wirksam erwiesen zur Verminderung von Stress; wenn Sie sich ausschliesslich auf die Atmung und körperlichen Bewegungen konzentrieren, um Ihre Gedanken zur Ruhe zu bringen.

In allen spirituellen Traditionen gibt es Übungen, mit deren Hilfe die Gedanken beruhigt werden. In der Tradition der Yaqui-Indianer, welche Carlos Castaneda in seinen Büchern beschreibt, wird grossen Wert darauf gelegt, den «inneren Dialog zu stoppen». Wir neigen dazu, unseren Geist ständig mit diesem inneren Dialog beschäftigt zu halten, wir führen ständig Selbstgespräche; durch unseren Geist bewegt sich ein unaufhörlicher Fluss von Worten.

Diese unbewusste Angewohnheit ist häufig ein altes Vermeidungsverhalten, das wir als solches erkennen und dann ändern müssen. Denken Sie daran, dass es in Ihrer Kindheit nur einen Ort gab, wo Sie Schreck, Bestrafung und Schmerzen erfuhren: in der Gegenwart. Viele Menschen ziehen sich laufend von der Gegenwart zurück, weil sie diesen Ort mit negativen Erfahrungen in Verbindung bringen. Und so halten wir uns ständig gedanklich in der Vergangenheit oder Zukunft auf und haben Schwierigkeiten, auch nur für sechs Atemzüge bewusst in der Gegenwart zu sein, ohne ängstlich oder ungeduldig zu werden.

Dieses geistige Vermeidungsverhalten ist ein Weglaufen vor Gefahr. Wir haben gesehen, dass dieses Verhalten eine der möglichen Reaktionen in einer Gefahrensituation ist. Ich möchte Sie hier aber dazu ermutigen, sich statt dessen einmal umzudrehen und der Gefahr ins Auge zu sehen. Stellen Sie sich vor, Sie befänden sich auf einer Weide, und plötzlich käme ein bösartiger Bulle auf Sie zu. Wenn Sie in dieser Situation aus Ihrer Angstreaktion heraus dem Tier den Rücken zukehren, um die Gefahr nicht sehen zu müssen, werden Sie sich recht wahrscheinlich von seinen Hörnern aufgespiesst finden. Wenn Sie sich aber umdrehen und der Gefahr entgegensehen, statt aus Vermeidungsverhalten wegzulaufen, sehen Sie, wann Sie zur Seite springen müssen, um nicht verletzt zu werden.

Sie müssen der Gefahr bewusst entgegensehen, um erfolgreich handeln zu können. Dadurch, dass Sie sich umdrehen und sich ansehen, was Ihnen Angst macht, reduzieren Sie die Gefahr und die Notwendigkeit von Angst und Erregung.

Wirkliche Gefahr existiert immer nur in der Gegenwart. Beginnen Sie also, sich so viel wie möglich auf die Gegenwart zu konzentrieren. Dies ist etwas, das nur Sie selbst tun können und müssen. Es ist ein reiner Willensakt. Statt in Ihrer Gedankenwelt in Zukunftsphantasien zu leben, können Sie heraustreten in die Gegenwart und anfangen, mehr an der realen Welt ausserhalb Ihrer Gedankenwelt teilzunehmen.

Die nun folgende Übung heisst «Furcht und Selbstbehauptung». Es ist eine Kombination verschiedener Traditionen, einschliesslich bioenergetischer Techniken. Das Ziel dieser Übung ist, das Einatmen der Angstreaktion mit der aggressiven Haltung beim darauffolgenden Ausatmen zu verbinden, so dass wir mit der vollständigen, instinktiven Angstreaktion wieder in Kontakt kommen.

Zuerst simulieren Sie eine Angstreaktion. Sie atmen scharf durch den Mund ein, geben dabei einen Laut von sich, wie Sie es in einem Schreckmoment tun würden, und füllen dabei Ihre Lungen mit soviel Luft wie möglich. Ihre Arme sind seitlich hinter dem Rücken, wodurch sich Ihr Brustkorb weitet, und Sie ziehen angstvoll die Schultern hoch. Drücken Sie dabei die Knie durch und schieben Sie das Becken nach hinten, als hätten Sie ein Hohlkreuz. Ihre Augen sind nach oben verdreht, und Ihr ganzer Körper ist steif vor Anspannung und geladen mit Energie.

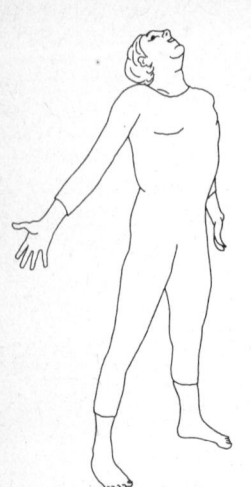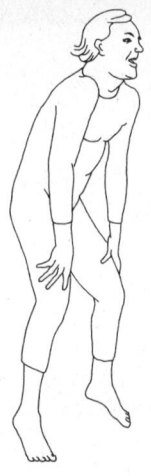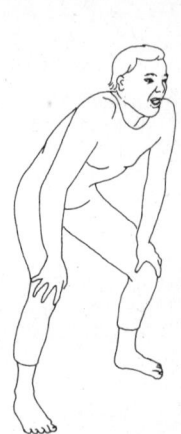

Jetzt folgt die Entladung, der natürliche Energiefluss aus dem Körper heraus. Sie springen hoch, etwas nach vorn, und landen auf beiden Füssen, leicht nach vorn gebeugt. Hals und Kopf sind nach vorn gerichtet, und mit weit geöffnetem Mund geben Sie einen lauten, grollenden Ton von sich und lassen dabei alle angestaute Energie heraus. Schütteln Sie Ihren Kopf vor und zurück wie ein wildes Tier, das sein Territorium verteidigt, und lassen Sie Ihre aggressive Energie auch aus Ihren Augen herausfliessen.

Pressen Sie mit den Bauchmuskeln alle Luft aus sich heraus, und gehen Sie dann sofort wieder zurück in die Angststellung, atmen Sie diesmal dabei kräftig durch die Nase ein. Spannen Sie Ihren gesamten Körper an und fühlen Sie wirklich die Aufladung der Angst in sich.

Nun entlassen Sie die Spannung wieder beim Ausatmen, landen auf beiden Fussflächen, mit den Händen auf Ihren Knien und richten Sie Ihr Gesicht direkt auf den imaginären Angreifer. Lassen Sie Ihr Gegenüber Ihre Kraft spüren! Haben Sie bemerkt, dass Ihr Becken sich dabei in aggressiver Haltung nach vorn geschoben hat, dass Ihre Muskeln, besonders auch die Bauchmuskeln hart und angespannt und voller Energie sind, dass Sie verschiedene Muskelpartien zusammenpressen, um weitere Luft aus Ihren Lungen herauszupressen?!

Bemerken Sie auch, dass Sie die meiste Kraft haben, wenn Sie ganz ausgeatmet sind. Alle Atemfachleute in «primitiven Kulturen» sind sich

84

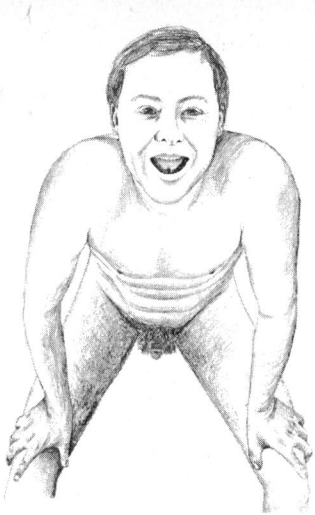

darüber einig, dass wir am kraftvollsten in fast ganz ausgeatmetem Zustand sind, dass wir hingegen schwach sind, wenn der Brustkorb mit Luft angefüllt ist.

Machen Sie diese Übung ein paarmal hintereinander, bleiben Sie dann mit geschlossenen Augen stehen und beobachten Sie, wie Sie sich jetzt fühlen.

Dieses Pausieren nach jeder Übung ist ungemein wichtig, um Ihr Bewusstsein beobachten, reflektieren und die gemachte Erfahrung in das Langzeitgedächtnis integrieren zu können. Genau in diesen Momenten finden die tatsächlichen Änderungen in Ihnen statt.

Bleibt Ihre Atmung jetzt weiterhin voll, oder beginnen Sie sofort, in Ihre normalen, gewohnten Atemmuster zurückzufallen? Beobachten Sie einfach nur, was geschieht.

Lassen Sie uns ein wenig tiefer auf die Wirkungen dieser Übung eingehen, da diese eine der wichtigsten ist. Wir haben gesehen, wie Kinder dafür bestraft werden, ihre Wut und Aggression auszudrücken. Wir haben erfahren, wie dadurch die Angstreaktion von der zu ihr gehörenden Entladung der Spannung getrennt wird. Ich möchte Ihnen bewusst machen, dass diese Übung beide Teile der vollständigen Angstreaktion wieder zusammenfügt.

Wenn Sie diese Übung häufiger machen, wird Ihr Gehirn eine neue Verhaltensweise erlernen. In dieser Übung laden Sie sich in Angst auf und sofort darauf folgt eine aggressive Entladung. – Und dann wird Ihr Gehirn die Information aufnehmen, dass dieser natürlichen Entladung keine Bestrafung folgt. Statt einer Bestrafung fühlen Sie sich jedesmal besser, nachdem Sie die Übung gemacht haben.

Als Ergebnis lernen Sie, dass es in Ordnung ist, Ihre Emotionen wieder natürlich fliessen zu lassen. Sie wissen aber auch, dass Sie nun, als Erwachsener, Ihre Emotionen kontrollieren können, wenn Sie wollen. Auf diese Weise wird der bewusste Teil des Gehirns mit den emotionalen Instinkten integriert, damit bewegen wir uns in die richtige Richtung.

Nachdem Sie die Übung ein paarmal gemacht haben, werden Sie ausserdem feststellen, dass es in Situationen, in denen Sie sich nicht so frei bewegen können, ausreicht, wenn Sie die Bewegungen nur ganz leicht andeuten, um die gleiche Wirkung zu erreichen. Diese Andeutungen können dabei so gering sein, dass niemand um Sie herum bemerken kann, was Sie da tun. Mit Hilfe dieser Übung haben Sie jederzeit unbemerkt von der Umwelt Zugang zu Ihren natürlichen Emotionen.

Das bedeutet, dass Sie, wenn immer Sie unter Stress stehen oder sich in irgendeiner Form ängstlich und unsicher fühlen, diese Übung ausführen können, indem Sie sich die Bewegungen nur vorstellen, und trotzdem eine Wirkung spüren werden. Erinnern Sie sich, dass schon allein durch die Vorstellung einer Gefahr der entsprechende Erregungsmechanismus im ganzen Körper ausgelöst werden kann. In der gleichen Weise werden Sie, wenn Sie die Übung nur in Ihrer Vorstellung machen, die entsprechenden positiven Reaktionen in sich auslösen.

Machen Sie diese Übung immer dann, wenn Sie einen emotionalen Druck in sich spüren, und wenn Sie gerade nicht allein sind, reduzieren Sie sie auf die oben beschriebene Weise.

Die Bewegung des Beckens, wie sie ein Bestandteil der Furcht-Selbstbehauptungs-Übung ist, kann auch davon gelöst im Sitzen oder Stehen gemacht werden, um den Körper aufzuladen und die instinktiven Kräfte zu wecken. Durch diese leichten Bewegungen spüren Sie ausserdem Ihre natürliche Sexualität, was Ihnen auch im allgemeinen ein gutes Körpergefühl geben wird. Dies ist etwas, an das Sie sich besonders immer dann erinnern sollten, wenn Sie verspannt sind.

Sie können der Furcht-Selbstbehauptungs-Übung einen weiteren Aspekt hinzufügen durch gedachte oder ausgesprochene Worte.

Das Einatmen drückt aus: «Du erschreckst mich», «Du oder das macht mir Angst!» Beim Ausatmen sagen oder denken Sie sich: «Und ich mag das ganz und gar nicht!» Sie können dadurch Ihr Missbehagen des Angstgefühls auch verbal ausdrücken und damit die Wirkung der Übung steigern.

... einatmen ... «Du erschreckst mich!»

... ausatmen ... «Und ich mag das ganz und gar nicht!»

Experimentieren Sie einmal damit. Denken Sie die Worte nur, aber mit innerer Kraft. Sie bringen dadurch Ihre kognitiven Prozesse mit Ihren instinktiven körperlichen Bewegungen zusammen. Sie können diese Worte auch direkt gegen etwas oder jemanden richten, der Ihnen besonders Angst macht, sei es der Hund Ihres Nachbarn, die Angst vor Krebs oder Tod, Ihr Chef, Ihre Frau oder wer oder was immer es sei.

Als nächsten Schritt werden wir uns mit der Entspannung selbst beschäftigen. Nachdem Sie sich aktiv von Ihrer Aufladung der Angst befreit haben, können Sie nun daran gehen, durch die folgenden Übungen Ihren Körper und Geist zu entspannen.

Sich zu sorgen erzeugt Anspannung und Angstgefühle, daher müssen wir den Gedankenfluss, der sich soviel mit zukünftigen Problemen beschäftigt, stoppen. Dazu sind Übungen, bei denen wir zählen, während wir atmen, hilfreich.

Bei dieser Übung atmen wir bis drei ein, bis sechs aus, und halten dann den Atem bis drei. Dann beginnen wir von vorn.

Die Spanne der Einatmung, die mit Stimulation und Erregung verbunden ist, halten wir kurz, indem wir nur bis drei einatmen. Die Ausatmung, die sowohl ein entspannter Seufzer als auch eine Entladung der Spannung ist, erhält die doppelte Zeitspanne von sechs Zähleinheiten.

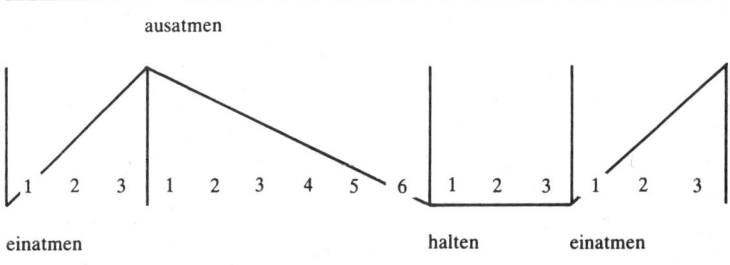

Und nun kommen wir zum Wichtigsten: Dadurch, dass Sie bis drei oder auch weiter zählen, «dürsten» Sie schliesslich nach Luft, und in diesem Moment löst der instinktive Atemreflex von selbst den nächsten

Einatmungszyklus aus. Damit kommen Sie mit Ihrer natürlichen, spontanen Atmung in Berührung und befreien sich von den gewohnten chronischen Stress- und Angst-Atemmustern. Die darauffolgende Einatmung wird leicht, angenehm und anstrengungslos sein und zu weiterer Entspannung führen.

Eine weitere Entspannungsmeditation möchte ich Ihnen noch zeigen. Richten Sie Ihr Bewusstsein auf das Volumen des Raumes, in dem Sie sich befinden, oder das Auto, in dem Sie sitzen, usw. Angst erzeugt eine Einengung der räumlichen Wahrnehmungsfähigkeit, d. h. dass Sie sich des Raumes, in dem Sie sich befinden, nicht in vollem Umfang bewusst sind. Durch eine bewusste Ausdehnung Ihrer räumlichen Wahrnehmungsfähigkeit werden Sie ein wundervolles Gefühl der Entspannung erreichen.

Diese Übung führt Sie ausserdem wiederum in die Gegenwart, indem Sie bewusst Ihre Umgebung ansehen und deren gegenwärtige Realität erfahren. Sagen Sie (laut oder still) zu sich selbst: «Ich bin hier», bei jedem Ein- und Ausatmen. Auch dies führt wiederum zur Beruhigung der Gedanken und erzeugt mehr Entspannung.

Wenn Sie aus Ihrer inneren Welt herauskommen und sich in der realen Gegenwart umschauen, um zu sehen, ob irgendeine Gefahr vorhanden ist, können Sie sich selbst davon überzeugen, dass es sicher ist, sich zu entspannen. Dies ist ein wichtiger Schritt, den wir auf keinen Fall übergehen dürfen. Wir müssen uns über die Situation um uns herum vergewissern, bevor der stets wache Instinkt sich eine Pause nehmen und entspannen kann.

Machen Sie also jetzt eine Pause, seien Sie sich der Sie in diesem Raum umgebenden Luft bewusst, die Sie einatmen und dann wieder in den Raum hinaussenden, und lassen Sie Ihre Augen sich entspannen und sich auf nichts bestimmtes konzentrieren, so dass sie alles auf einmal in sich aufnehmen können, ohne sich auf etwas Bestimmtes richten zu müssen. Erweitern Sie ihr Körperbewusstsein, bis Sie sich Ihres gesamten Körpers und seiner Gegenwart im Raum bewusst sind. «Ich bin hier.» Und vielleicht schliessen Sie eine weitere Beobachtung an: «Es ist alles in Ordnung.»

Da wir uns gerade mit Entspannung und Stress beschäftigen, können wir gleich noch ein paar andere Übungen anschliessen. Wie sieht es mit Ihren Essgewohnheiten aus? Stressgeplagte Menschen neigen dazu, ihr Essen hinunterzuschlingen und sich sofort wieder aufzumachen, die Probleme der Welt anzupacken (ohne die nun entstehenden Probleme in ihrem Verdauungsapparat zu berücksichtigen!). Achten Sie bei der nächsten Mahlzeit darauf, ob Sie sich auch nur im geringsten Ihrer Atmung bewusst sind. Beobachten Sie, ob Sie beim Essen den Atem anhalten.

Als ich vor langer Zeit einmal in einem Zen-Kloster zu Gast war, wurde ich von dem leitenden Meister wegen meines hastigen Essens getadelt, und dieser gab mir eine «Essmeditation» auf, die ich an Sie weitergebe: Essen Sie, indem Sie immer nur einen Bissen zum Mund führen und dann die Gabel (oder Essstäbchen) weglegen, bis Sie diesen Bissen vollständig gekaut und hinuntergeschluckt haben. Nehmen Sie dann erst die Gabel wieder auf und den nächsten Bissen.

Die Speisen werden Ihnen plötzlich viel besser schmecken! Ihr Verdauungssystem wird Sie wieder lieben, Magengeschwüre werden verschwinden, und Sie werden sich während des Essens eines Zustandes wunderbarer Entspannung erfreuen.

Noch etwas: Bewegung geschieht nur in Gegenwart und Raum. Wenn Sie merken, dass Sie in Gedanken verloren sind, und Sie sich auch nicht so besonders wohl in Ihrem Körper fühlen, folgen Sie dieser einfachen Meditation: Wenn immer Sie aufstehen oder sich setzen, konzentrieren Sie Ihr volles Bewusstsein auf diese Handlung. Spüren Sie Ihre Muskeln, und atmen Sie bewusst während der Bewegung; atmen Sie aus, wenn Sie sich aufrichten. Bewegen Sie sich langsam und geniessen Sie das Gefühl dabei. Bewegungstherapie ist übrigens eine der Haupttherapieformen zur Reduzierung von Stress.

KAPITEL SECHS

Heilung von Gefühlszuständen

Atmung und Liebeskummer
Die Wirkungsweise einer emotionalen Blockierung
Atmen zur emotionalen Gesundung

Wir alle erfahren in unserem Leben emotionale Traumata. Die frühe Kindheit ist voll von Ängsten, über die wir schon gesprochen haben, der Angst, abgewiesen zu werden, die innige Beziehung zur Mutter zu verlieren, und dem ständigen Wechsel von Freundschaften.

Das Hochgefühl der ersten Liebe in der Zeit der Pubertät führt dazu, dass uns zum ersten Mal das Herz gebrochen wird, und während wir erwachsener werden, sind Beziehungen immer wieder eine Herausforderung und häufiger Grund für gefühlsmässige Schmerzen und Leiden.

Und schliesslich sind da der Schmerz einer Trennung oder Scheidung und die Trauer über den Verlust einer geliebten Person. All dies erfordert einen ungehinderten Prozess emotionaler Heilung, oder die Wunden lassen ihre Narben zurück in Form von Verschlossenheit, Groll und Einsamkeit.

Wir beginnen unser Leben in der intimsten Umgebung, die überhaupt vorstellbar ist: im Körper eines anderen Wesens. Der Moment, in dem unsere Existenz beginnt, ist der Augenblick völliger Vereinigung zweier Menschen, und die nächsten neun Monate im Körper einer Frau geben uns das Gefühl, dass das Leben aus ständiger und totaler Intimität besteht.

Dann kommen wir heraus, aus dem Paradies vertrieben, weil unser natürlicher Wachstumsprozess es uns nicht gestattet, im Mutterleib zu bleiben. Dieses natürliche Wachstum ist es, das uns durch die zahlreichen, verschiedenen Lebenserfahrungen gehen und uns in unbekannte Gefühlszustände geraten lässt, in denen wir so häufig verletzt werden.

Im allerersten Stadium nachgeburtlichen Lebens machen wir unsere wichtigsten emotionalen Erfahrungen. Die elterliche Umgebung, in die wir hineingeboren werden, die Grundstimmung um uns herum beeinflusst uns aufs tiefste. Genauso wie wir die uns umgebende Luft einatmen, nehmen wir die emotionale Atmosphäre unserer Umgebung in uns auf und spüren die gleiche Stimmung in uns. Die Grundstimmung unseres gesamten Lebensgefühls wird in diesen ersten Monaten und Jahren innerhalb der häuslichen Umgebung entwickelt.

Sogar bevor wir geboren sind, werden wir bereits tief von Stimmungen und Gefühlen der Mutter beeinflusst. Auf biochemischen bis hin zu spirituellen Ebenen nehmen wir die Grundeigenschaften der Mutter in uns auf, und wir verlassen den Mutterleib mit bestimmenden Charakteristika, die durch unsere vorgeburtliche Umgebung erzeugt wurden.

Ich spreche darüber, nicht um Ihnen das Gefühl zu geben, Sie seien durch den Einfluss Ihrer Eltern nun dauerhaft beschenkt oder geschädigt, sondern einfach, um Sie zu einer ehrlichen Reflektion über den gefühlsmässigen Zustand Ihrer Eltern zur Zeit Ihrer Geburt anzuregen. Durch eine solche Reflektion können Sie bewusst beginnen, den Weg Ihrer Entwicklung, den Sie jetzt einschlagen möchten, um die Gewohnheitsmuster der frühen Kindheit entweder zu verstärken oder zu ändern, zu bestimmen.

Wenn Sie sich Ihr Leben lang schon immer irgendwie ängstlich und unsicher oder deprimiert gefühlt haben, sollten Sie überlegen, ob dieser Dauergefühlszustand vielleicht von Ihrer elterlichen Umgebung kam. Wenn dies der Fall ist, können Sie Schritt für Schritt beginnen, sich aus diesem Zustand zu lösen und in Ihren eigenen, selbstgewählten Gefühlszustand hineinzuwachsen.

Die meisten von uns sind mit einer Mischung von positiven und negativen umgebenden Einflüssen aufgewachsen. Wir erlebten zu Hause Zärtlichkeit und Sicherheit, aber auch Ängste, Konflikte und Stress. Es gibt keine «perfekten Eltern», aber auch keine Familien, in denen alle positiven Qualitäten und Einflüsse fehlen.

Mit der Zeit entfernten wir uns dann immer weiter von der extrem innigen Beziehung zu unserer Mutter. Anfangs konnten wir ohne ihre ständige Aufmerksamkeit und Umsorgung nicht überleben. Nach einiger Zeit schliefen wir dann weiter entfernt von den Eltern, und in vielen Fällen später in einem getrennten Raum, wo wir uns isoliert und manchmal ängstlich fühlten und uns grausam ausgestossen vorkamen.

Um den Liebeskummer, den wir als Erwachsene empfinden, zu verstehen, müssen wir uns unsere erste innige Beziehung, die zu unserer Mutter, genau betrachten. Das Verlangen nach der Aufmerksamkeit der Mutter ist uns von Natur aus mitgegeben, denn ohne diese Aufmerksamkeit würden wir sterben. Das Gefühl von Liebe und Intimität in der Mutter-Kind-Beziehung wird zu einem furchtbaren Gefühl des Abgelehnt-werdens, ja zu Todesangst, wenn wir von der Mutter getrennt sind.

Und dieses gleiche Grundgefühl wird auch später im Leben erweckt, wenn wir einen geliebten Menschen verlieren. Um unseren tiefen Liebeskummer verstehen zu können, müssen wir sehen, dass wir die gleiche Angst fühlen, die wir als Kleinkind hatten, wenn Mamma verschwand. Dies ist der Grund, weshalb Liebeskummer ein so tiefgreifender Schmerz ist.

Unser Leben beginnt in extrem inniger Beziehung mit einem anderen Menschen. Indem wir heranwachsen, verlieren wir diese. Aber wir haben weiterhin das Verlangen nach diesem ursprünglichen Gefühl des Einsseins mit einem Menschen, und nachdem wir das elterliche Heim verlassen haben, suchen wir gewöhnlich nach einem Partner, mit dem wir in einer romantischen Liebesbeziehung die ursprüngliche Intimität wieder aufnehmen können, die wir in der Kindheit verloren haben.

Solche romantische und sexuelle Vereinigung ist deshalb so unbeschreiblich schön, weil sie das ursprüngliche, tiefe Bedürfnis nach der verlorenen Intimität befriedigt. Aber gleichzeitig mit der neuen Intimität erscheint auch die alte Angst, den geliebten Menschen zu verlieren. Unser kindliches Verlangen, die Mamma besitzen zu wollen, ist wieder erwacht, und wir stellen fest, dass wir Gefühle wie Eifersucht, Abhängigkeit, Empfindlichkeit und einen zunehmenden Verlust des Ichgefühls entwickeln.

Sich zu verlieben bringt also sowohl Hochgefühl und Sicherheit, als auch Angst mit sich, die Furcht, wieder zu verlieren, was wir endlich zurückbekommen haben.

Und die aufkommende Furcht vermindert die Liebe. In dem Ausmass, in dem Sie fürchten, den Menschen, den Sie lieben, zu verlieren, schwindet Ihre echte Liebe zu ihm. Wenn wir jemanden wirklich lieben, lassen wir ihn frei sein. Wir sind um sein Glück besorgt, und wenn sein Lebensweg ihn von uns wegführt, lassen wir ihn gehen, weil wir ihn so lieben wie er ist, auch wenn er sich von uns wegbewegt. Jede Mutter kennt dieses Gefühl, wenn die Kinder sich von ihr lösen. Wenn Sie den Menschen, den Sie lieben, nicht freilassen können, besteht Ihre Liebe in Wirklichkeit aus Besitzenwollen und Abhängigkeit.

Solche Gedanken über Liebe und Freiheit sind wunderbare Konzepte philosophischer Wahrheit. Aber wir sind nun einmal unvollkommene

Menschen, und meistens verfangen wir uns, wenn wir uns verlieben, in der Furcht, den geliebten Menschen zu verlieren. Das ist völlig natürlich. Und so ist es auch natürlich, dass wir, wenn wir ihn verlieren, jene angeborenen, infantilen Ängste durchmachen, bevor wir über den Verlust hinwegkommen und unseren Lebensweg normal weitergehen können. Einsamkeit und Verlassensein sind extrem schmerzliche Gefühle, die besonders stark sind, wenn die Beziehung sehr innig war.

Vielen von uns fällt es sehr schwer, sich solchen infantilen Gefühlen hinzugeben. Wenn wir uns wirklich erlauben, vor Verlust und Trauer zu weinen, fallen wir in einen Bewusstseinszustand zurück, den wir im Erwachsenenleben sonst fast nie erleben. Genauso wie die Hingabe sexueller Leidenschaft einen völligen Verlust der Selbstkontrolle und des normalen Bewusstseins bedeutet, führt uns auch die Hingabe in die Trauer zurück in die Bereiche der Uremotionen, die alle Grundfesten unserer erwachsenen Persönlichkeit zu erschüttern scheinen.

Das bedeutet, dass wir Angst haben, uns gehenzulassen und zu weinen. Wir blockieren das natürliche Entladen der Gefühle von Trauer und Verlassensein und erzeugen, indem wir sie in uns zurückhalten, lang anhaltende innere Agonie. Das Blockieren der natürlichen Gefühlsentladung verhindert den Prozess der emotionalen Heilung. Wir tragen Schmerz, Kummer, Angst, das Gefühl, abgelehnt zu werden mit uns herum als körperlichen Zustand, mit in Anspannung gehaltenem Atem, um das aufkommende Bedürfnis zu weinen zurückzuhalten, mit starrem Kinn, verspannter Zunge, geschlossen gehaltenen Stimmbändern – gefangen im Gefühl tiefer Einsamkeit.

Unser Schulsystem lehrt uns unendlich komplexe Bereiche der Physik, Mathematik, der sozialen und politischen Welt zu verstehen, niemals wird uns aber auch nur das kleine ABC emotionaler Heilung beigebracht. Kein Lehrgang unterrichtet darüber, wie unsere Emotionen auf Verletzungen reagieren, und nirgendwo gibt es Hilfe und unterstützende Führung durch den natürlichen Prozess der Gefühlsentladung und emotionalen Heilung. Wenn der kleine John sich körperlich verletzt hat, bringen wir ihn auf dem schnellsten Weg ins nächste Krankenhaus, aber wir lassen ihm nicht die geringste Hilfe zukommen, wenn seine Gefühle verletzt sind.

Was aber ist nun die richtige Behandlung bei einem gebrochenen Herzen? Zunächst natürlich ist ein Verständnis des Vorgangs des «Sich verliebens» hilfreich. Wenn wir verstehen, wie das Gefühl des «Sich verliebens» eng verbunden ist mit der Gefühlsverbindung zu unserer Mutter, können wir auch die leidenschaftlichen Angstgefühle und Aggressionen besser verstehen, die entstehen, wenn der Mensch, den wir lieben, im Begriff ist, uns zu verlassen.

Und wenn die Trennung da ist, sei es durch Beziehungsschwierigkeiten, Krankheit, Unfall oder Tod, haben wir keine andere Möglichkeit als die, uns durch Weinen der Entladung unserer Gefühle, welche unser Körper braucht, um den inneren Schmerz herauszulassen, hinzugeben. In uns ist die Grundangst vor Verlust stimuliert worden, und wir müssen dieses Gefühl durchleben, um nicht an langanhaltender Depression zu leiden.

Uns dem Weinen hinzugeben, widerspricht der erlernten Verhaltensdisziplin. Wir haben Angst vor diesem überwältigenden Gefühl tiefer Trauer. Vage erinnern wir uns, wie wir als Kind geweint haben, aber das Erwachsenwerden hat uns weit weggeführt von solchen unkontrollierten Gefühlsausbrüchen.

Wir müssen uns also nicht nur mit der Angst auseinandersetzen, die der Verlust des geliebten Menschen hervorgerufen hat, wir müssen auch noch mit der Angst fertigwerden, das Empfinden des Schmerzes zu zeigen. Viele der Klienten, die sich wegen emotionaler Schwierigkeiten an mich wenden, leiden an dem grundsätzlich gleichen Zustand – es hat sie jemand verlassen oder ist gestorben, und sie haben, als es geschah, nicht durch Weinen den Schmerz herausgelassen. In diesem Fall müssen wir zu dem Geschehenen zurückkehren und dem Schmerz nun endlich helfen, herauszukommen.

Dies betrifft uns alle von Zeit zu Zeit, denn das Leben hält für jeden von uns solche Erfahrungen bereit. Wir müssen nun einmal ab und zu weinen. Ich habe mit Fussballprofis und Boxern gearbeitet, grossen Männern mit immenser Körperstärke, und habe sie wie Kinder weinen gesehen, und die Laute, die sie von sich gaben, waren genau die eines weinenden Säuglings. Wir entwachsen niemals der Fähigkeit und der Notwendigkeit, zu weinen wie ein Säugling, wenn die gefühlsmässige Situation es erfordert.

Wie steht es mit Ihrer Beziehung zum Weinen? Können Sie sich dem Prozess des Weinens hingeben, oder hemmen Sie ihn? Denken Sie an den Moment, als Sie das letztemal richtig geweint haben. Erinnern Sie sich daran, wie Ihr Körper sich unkontrolliert bewegte, Sie haben Urlaute von sich gegeben, die in nichts mehr an Sprache erinnerten, und Ihre Atmung war kraftvoll und auf die Entladung des Ausatmens konzentriert.

Und erinnern Sie sich auch an den Ablauf des Weinens. Falls Sie nicht den vollständigen Ablauf blockiert haben, empfanden Sie zuerst wahrscheinlich das kindliche Gefühl von Hilflosigkeit und Angst. Dann weinten Sie wie ein Dreijähriger, mit mehr Wut als Hilflosigkeit in Stimme und Bewegungen. Und dann schliesslich, falls der Prozess vollständig ablief, begannen Sie, in ein erwachseneres Bewusstsein überzuwechseln, Sie begannen sich klarzuwerden, dass Sie auf eigenen Füssen stehen können, dass Sie allein weiterleben können, dass Ihr Leben nicht zu Ende war, nur weil Sie sich dem Gefühl der Hilflosigkeit und Einsamkeit hingegeben hatten. Im Gegenteil, am anderen Ende des Tunnels sahen Sie fast immer irgendeine Art von Licht und neue Hoffnung.

Der Heilungsprozess besteht also aus drei Stufen: Zuerst ist da der Zustand der Hilflosigkeit und Hoffnungslosigkeit, wenn Sie wie ein Säugling weinen, weil Sie verlassen worden sind. Dann kommt die unvermeidbare Wut darüber, die kindliche Aggression, die gegen den Schmerz und das Abgelehntsein rebelliert. Und schliesslich, und nur wenn diese beiden Stufen erfolgreich durchlebt worden sind, kann die Rückkehr zu rationaleren, erwachseneren Emotionen erfolgen.

An diesem Punkt erlangen wir unsere Fähigkeit zurück, klar denken zu können, uns rational mit unserer Situation auseinanderzusetzen und uns selbst zu helfen, allein weiterzuleben. Kurz gesagt, wir finden unser eigenes Ich, das wir in eine andere Person hineinprojiziert hatten, wieder in uns selbst.

Frauen haben häufig Schwierigkeiten, Ihre Wut herauszulassen, das Weinen fällt Ihnen leichter; bei Männern ist es oft umgekehrt. Sie lassen ihre Wut darüber aus, dass die Geliebte sie verlassen hat, aber den meisten fällt es extrem schwer, sich fallenzulassen und zu weinen. Ich selbst, auf einer Ranch aufgewachsen, wo Cowboys schliesslich nicht weinen dürfen, musste als Erwachsener die Fähigkeit, mich dem Weinen hinzugeben, erst wieder erlernen. Sehr viel der Wut war lediglich eine Maske, um keine Tränen zu zeigen, und vielen Männern wird es wahrscheinlich genauso gehen. Männer neigen zu Härte und Aggressivität, um den überwältigenden Drang zu weinen zu blockieren, da das Weinen uns in der Kindheit abgewöhnt wurde. Bei Frauen verdeckt Weinen oft die dahintersteckende Wut, für die sie in der Kindheit bestraft wurden.

An dieser Stelle möchte ich gern Reichs Grundtechnik des «emotional release» vorstellen. Wenn Sie Schwierigkeiten haben, Ihre Emotionen, sei es Weinen oder Wut, herauszulassen, versuchen Sie die folgende Übung.

Ziehen Sie sich in einen ruhigen Raum zurück, wo Sie die nächste halbe Stunde nicht gestört werden. Legen Sie sich in lockerer Kleidung auf den Teppich oder das Bett. Falls Sie abgespannt und ohne Energie sind, machen Sie zunächst kurz die Übung des «Auf und Ab Springens», um Ihr Energieniveau etwas zu heben. Liegen Sie dann bequem auf dem Rücken, die Füsse flach auf dem Boden und die Knie angewinkelt.

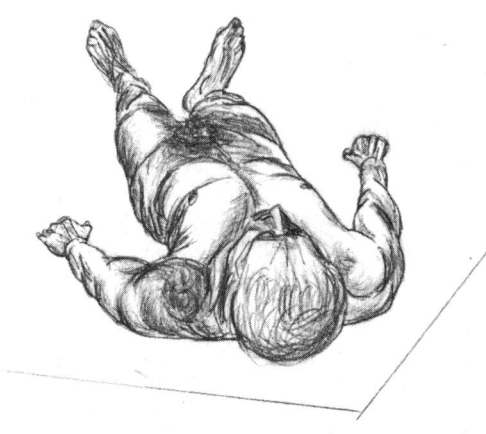

Klopfen Sie mit Händen und Füssen fest auf den Boden oder das Bett, um ein Gefühl für den Untergrund zu bekommen, auf dem Sie liegen. Dann konzentrieren Sie sich auf die Atmung. Atmen Sie während dieser Übung so viel wie möglich durch den Mund, damit der Luftkanal geöffnet ist für die aufsteigenden Emotionen, die herausgelassen werden sollen.

Bleiben Sie nun ausgestreckt liegen, entspannen Sie sich, und atmen Sie immer weiter durch den Mund. In den ersten Minuten wird vielleicht noch gar nichts passieren. Wenn Sie aber wirklich einen emotionalen Druck in sich haben (und sogar dann, wenn Sie sich deprimiert und schwach fühlen), wird Ihre Atmung früher oder später beginnen, sich zu ändern, Sie werden Emotionen die Kehle hinaufsteigen fühlen, und der natürliche Prozess, den Sie bisher blockiert hatten, wird seinen Lauf nehmen.

Atmen Sie weiter in die in Ihnen aufsteigenden Gefühle hinein, seien es Tränen oder Wut, und lassen Sie den natürlichen Ablauf der Entladung geschehen.

Diese Übung ist jedoch nicht auf Wut oder Weinen allein beschränkt. Sie können nie wissen, welche Emotionen dicht unter der Oberfläche Ihres kontrollierten Verhaltens liegen. Diese Übung kann ebenso den Ausdruck von Freude und Zufriedenheit an die Oberfläche bringen wie Angst oder Trauer.

Wichtig ist nur, dass Sie sich ab und zu die Zeit und die Freiheit nehmen, sich zu öffnen und zu erspüren, welche Emotionen, die Sie in sich haben, an die Oberfläche kommen und herausgelassen werden wollen.

Meine Erfahrung ist, dass wir alle in jedem gegebenen Moment eine bestimmte Emotion in uns haben, die genau zu dieser Zeit bereit für den Heilungsprozess ist. Ich musste meine Therapietechniken erheblich ändern, um sie dieser Erkenntnis anzupassen. Statt auf den Prozess hinzuarbeiten, durch den ein Klient gehen «sollte», musste ich feststellen, dass ein Klient ständig «dabei ist», einen natürlichen Heilungsprozess zu durchlaufen, so dass es besser ist, diesen zu unterstützen, als zu versuchen, den Prozess in die vom Therapeuten vorgestellte Richtung zu lenken.

Das gleiche können Sie für sich selbst tun. Wichtig an dieser Übung ist, dass Sie in alles hineinatmen, was immer in Ihnen aufsteigt, wenn Sie Ihre Atmung beobachten. Dazu gehört, dass Sie durch den Mund atmen und geschehen lassen, dass alle Laute, die Sie in sich fühlen, herauskommen, Weinen, Lachen, Schreien oder was immer es sei. Sie werden etwas Mut brauchen, um so aus sich herauszugehen, aber ich kann Ihnen versichern, dass es nicht gefährlich ist, und dass Sie sich ausserordentlich erleichtert und wohl fühlen werden, den inneren Druck aus sich herauszulassen.

Die Trennung, von der man sich am schwersten erholt, ist die durch den Tod des geliebten Menschen verursachte. Wenn Ihre Freundin oder Ihr Partner Sie verlässt, können Sie das Gefühl des Abgewiesenseins und Ihre Wut darüber auf eine lebende Person richten, die Ihnen weh getan hat. Viel schwieriger ist Ihre Situation, wenn die Trennung durch den Tod entstanden ist.

Der Vorgang des Trauerns ist ein traditionelles Ritual, das der hinterbliebenen Person erlaubt, den Schmerz und die Frustration darüber, allein gelassen zu sein, aus sich herauszulassen. In allen primitiven Kulturen helfen die Verwandten dem Überlebenden, durch den Trauerprozess zu gehen. Man ermutigt ihn zu totaler Hingabe in den Schmerz, und nahestehende Freunde weinen mit ihm, damit er diesen Prozess nicht allein durchläuft.

In unserer heutigen Kultur jedoch ist viel von diesem Ritual verlorengegangen, und so fehlt uns auch der Prozess der emotionalen Heilung. Wir neigen dazu, in der Mitte des Trauerprozesses stehenzubleiben und behalten diesen Zustand für lange Zeit bei. Erkrankungen wie Krebs sind direkt auf diese Blockierung zurückzuführen, wie wir im folgenden Kapitel sehen werden.

Stellen wir uns einmal eine reale Familiensituation vor. Henry hat dreissig Jahre mit Henrietta zusammengelebt. Sie hatten vier Kinder grossgezogen und wollten nun in Ruhe ihre Pension geniessen. Ihrer beider Leben war vollständig miteinander verflochten. Aber plötzlich wurde sie krank und starb innerhalb weniger Wochen.

Zuerst konnte Henry nicht weinen, er war in einem Schockzustand. Schliesslich, als er allein war und sicher, dass niemand ihn hören konnte, brach er zusammen, gab sich seinem Gefühl von Verlassenheit und Trauer hin, und nach Stunden heftigen Weinens liess der Schmerz schliesslich nach.

Aber nun spürte er ein völlig unerwartetes Gefühl in sich aufsteigen. Er war plötzlich furchtbar wütend auf seine Frau. Sofort versuchte er, dieses Gefühl von sich zu schieben. Wie konnte er auf die Arme wütend sein, schliesslich hatte sie ihn nicht verlassen wollen. Diese Wut war hässlich, gemein, unfair.

Aber er **war** wütend! Das Gefühl war da, geweckt durch jenen Prozess, den er gerade durchlief, wie wir wissen. Er fühlte wie ein dreijähriges Kind, dem man etwas weggenommen hat, von dem es glaubte, es würde ihm für immer gehören. Und das Gefühl, das dabei in ihm geweckt wurde, war Empörung. Wie konnte sie nur sterben und ihn völlig allein lassen!

Wenn er dieses Wutgefühl nicht herauslässt, wird es ihn innerlich zerfressen. Und er wird sich schuldig fühlen, auf seine unschuldige verstorbene Frau wütend zu sein. Mit der Kombination von Schuldgefühl und zurückgehaltener Wut zu leben, ist aber in seiner Situation das Schlechteste, was ihm passieren kann.

In den Vereinigten Staaten wird es neuerdings wieder üblicher, Trauernden mit Beratung und Unterstützung zur Seite zu stehen. Da wir in unserer Tradition keine Trauerrituale mehr haben, ist es notwendig, in einer Gruppentherapie-Situation dem Trauernden zu helfen, die notwendigen Schritte der Heilung zu durchlaufen.

Henry braucht also Hilfe. In solchen wichtigen Lebenssituationen ist die Hilfe eines Freundes von grossem Wert. Je länger die Emotionen zurückgehalten werden, desto schwieriger wird es später, sie schliesslich herauszulassen. Sofortige Unterstützung ist also vonnöten.

Wenn Sie jemanden kennen, der in dieser Situation ist, können Sie ihm helfen, durch den emotionalen Heilungsprozess zu gehen.

Einen letzten Aspekt möchte ich zu dieser Sache noch ansprechen. Es geht darum, vergeben zu können. In unserer christlichen Tradition werden wir dazu angehalten, Menschen, die uns weh getan haben, zu vergeben, weil dies die Haltung eines guten Christen und eine gute Tat ist. In bezug auf Ihre eigene Gesundheit aber ist dies nicht nur eine «gute» Tat, sondern auch die «richtige».

Groll mit sich herumtragen heisst sich selbst emotional und körperlich vergiften. Wenn Sie Hassgefühle in sich tragen, schaden Sie nur sich selbst, denn dies kann zu ernsthaften emotionalen und gesundheitlichen Problemen führen.

Wenn jemand uns ablehnt, neigen wir dazu, demjenigen den Rücken zu kehren und ihn unsererseits abzulehnen, um ihm sein Verhalten auf gleiche Weise heimzuzahlen. Statt dem Gefühl, abgelehnt zu werden, und unserer Einsamkeit gegenüber offen zu bleiben, werden wir hart und verschlossen und blockieren die Reaktion des Weinens durch Wut.

Viele Menschen haben zum Beispiel das Gefühl, in der Kindheit verletzt worden zu sein und nicht bekommen zu haben, was sie brauchten. Tief in unserem Inneren haben wir fast alle dieses Gefühl. Wir alle wurden in unserer unsichtbaren, inneren Welt durch verständnislose Eltern und Freunde verletzt. Auch die besten Eltern können nicht allen inneren Bereichen des Kindes, die liebevolle Fürsorge brauchen, Aufmerksamkeit schenken. Wir wachsen also mit einem gewissen Ausmass an verletzten Gefühlen auf. Meistens sind wir uns dessen nicht einmal bewusst. Aber es zeigt sich in der Stimme und Körperhaltung, in unseren Verhaltensweisen, in Verspannungen und ganz sicher in unseren gehemmten Atemmustern.

Was können wir tun, um uns von diesem zur Gewohnheit gewordenen Gefühl des Abgelehnt-werdens, oder der Ablehnung gegenüber den Menschen, die uns in der Vergangenheit etwas angetan haben, zu lösen?

Zuerst müssen wir hinter dieses Gefühl der Ablehnung schauen, um zu sehen, was uns denn wirklich zugestossen ist. Wir denken, dass wir dauerhaften Schaden erlitten haben. Ist dies wahr? Wenn ja, müssen wir es akzeptieren. Erst dann können wir eine Besserung erfahren.

Ein wichtiger Teil des Prozesses emotionaler Heilung besteht darin, zurückzugehen zu den Situationen, in denen wir verletzt wurden, und den Aspekten unseres inneren Selbst, die verletzt worden sind, Hilte zukommen zu lassen, so dass sie heilen und wachsen können, bis sie in den übrigen Teil unserer Persönlichkeit integriert sind. Die Hauptarbeit eines Therapeuten besteht darin zu sehen, welche Teile der Persönlichkeit gehemmt und blockiert sind, und dann helfend einzugreifen, um die Entwicklung dieser Bereiche zu fördern.

Natürlich werden Sie zuerst erschreckt und vielleicht peinlich berührt sein zu sehen, dass überhaupt so «kindische» Gefühle in Ihnen existieren. Aber Sie tragen in sich das Verständnis daüber, dass Sie tatsächlich verletzt wurden, und dass der verletzte Teil Ihrer Persönlichkeit Liebe und Verständnis braucht, um zu wachsen und zu heilen.

Zu vergeben ist daher nicht so sehr eine Handlung nach aussen, sondern vielmehr ein In-sich-gehen und Sich-selbst-heilen. Solange Sie jemand anderem die Schuld daran geben, dass Sie so sind, wie Sie sind, können Sie sich nicht selbst helfen. Dies ist der wichtigste Grundsatz überhaupt. Und noch etwas gilt es zu beachten: Sie müssen selbst die Entscheidung treffen, in sich zu gehen und sich selbst zu helfen, statt anderen die Schuld an Ihren Schmerzen und Problemen zu geben. Solange Sie erwarten, dass die Person, die Sie verletzt hat, zurückkommen und alles wiedergutmachen sollte, erklären Sie sich selbst zum Opfer. Und dieses Opfer kann niemals geheilt werden.

Jesus riet uns, «unseren Nächsten zu lieben wie uns selbst». Dies ist der Kern des Ganzen. Sie müssen beginnen, sich selbst zu lieben, sich um Ihr eigenes Wohl zu kümmern. Dann werden Sie die Fähigkeit haben, andere Menschen zu lieben, ihnen zu verzeihen und zu helfen. Der erste Schritt dazu ist ein Schritt nach innen.

Ich möchte dieses Kapitel mit einer einfachen Atemmeditation beenden, in der Ihr kognitives Selbst mit Ihren Emotionen integriert wird. Emotionale Heilung erfordert eine Wechselbeziehung beider Faktoren, weshalb Übungen wie diese, wenn sie regelmässig gemacht werden, besonders wirksam sind.

Wir werden mit der Einatmung bestimmte Worte verbinden, ebenso mit der Ausatmung. Sie denken, während Sie atmen, langsam jedes Wort, Sie fühlen gewissermassen das Wort auf der Zunge, so dass Körper und Geist daran beteiligt sind, es unhörbar auszusprechen. Gleichzeitig konzentrieren Sie sich auf die durch Ihre Nase ein- und ausströmende Luft, womit Sie das Denken und Atmen zusammenfügen. Die Worte sind speziell dazu gewählt, Ihr emotionales Selbst ins Gleichgewicht zu bringen. Machen Sie diese Übung zweimal. Das erste Mal atmen Sie mit jedem Wort ein oder aus.

Nach einigen Atemzügen Pause machen Sie die Übung noch einmal, diesmal atmen Sie je einen Zyklus lang mit den Worten, dann einen Zyklus lang ohne. Dies führt zu einer Vertiefung der Erfahrung. Ich empfehle Ihnen, sich die Worte einzuprägen und diese Übung täglich zu machen.

Jeder einzelne Atemzyklus dieser Übung kann eine einzigartige Erfahrung sein, wenn Sie ganz auf den gegenwärtigen Moment konzentriert bleiben, auf Ihre körperlichen Empfindungen und Ihr erweitertes Bewusstsein.

Nach jedem Ausatmen am Ende eines Wortzyklus halten Sie einen Moment inne, damit die nächste Einatmung mit dem neuen Wort besonders weit und voller Lebenskraft sein wird. Fühlen Sie, wie die Kombination der zwei Worte eine besondere Erweiterung des Bewusstseins erzeugt, einen Heilungseffekt auf geistiger, emotionaler und körperlicher Ebene.

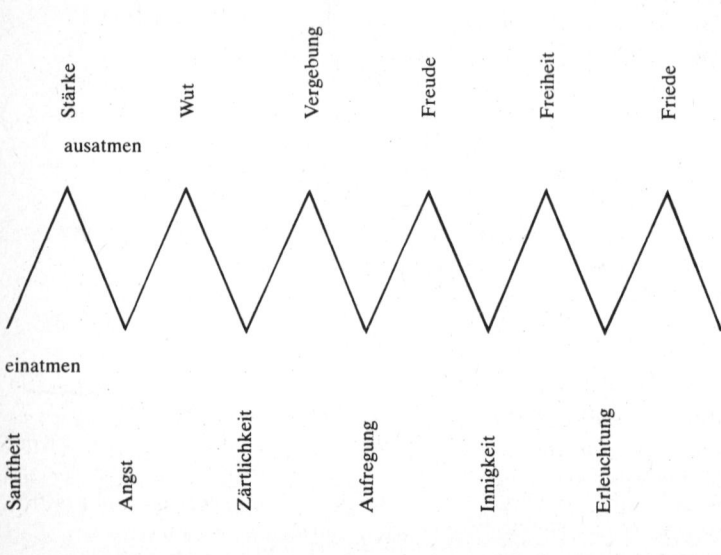

KAPITEL SIEBEN

Körperliche Krankheiten

Emotionen, Hemmungen, Krankheiten
Erkältungen und Grippe
Herzleiden / Krebs

Es ist allgemein bekannt, dass emotionale Zustände zu körperlichen Krankheitssymptomen führen können. Vor ein paar tausend Jahren dachten die Menschen, dass Krankheiten durch zornige Geister verursacht würden. Mit dem Fortschritt in Wissenschaft und Medizin kamen wir dazu, Viren und Bazillen als die Verursacher vieler Krankheiten zu erkennen.

Durch die gesamte Entwicklung der Zivilisation hindurch hat sich jedoch die Auffassung erhalten, dass Geist und Emotion, d. h. unsere Geisteshaltung und besonders unsere Ängste ausschlaggebende Faktoren bei der Entstehung von physischen Krankheiten sind.

Wir befinden uns heute am Rande eines revolutionären Umwandlungsprozesses im Gesundheitswesen. Es scheint, dass die Entwicklung dahin geht, endlich medizinische Technologie und psychotherapeutische Behandlung zu integrieren, besonders auf den Gebieten des Abbaus von Stress und Angstzuständen. Die bisherige Entwicklung schritt nur langsam voran, da Ärzte ihrer Ausbildung gemäss nur wenig Kenntnisse über die Wirkungen emotionaler Faktoren haben. Ich hoffe, dass Diskussionen wie diese zur weiteren Erforschung der Ursachenzusammenhänge zwischen emotionalen Zuständen und physischen Krankheitsbildern beitragen und ermutigen.

Wir werden uns in diesem Kapitel mit verschiedenen Krankheitsbildern wie Erkältung und Grippe, Kurzsichtigkeit, Krebs und Herzkrankheiten beschäftigen und sehen, auf welche Weise die Atemtherapie in diesen Fällen zur Behandlung eingesetzt werden kann. Beginnen wir mit einer gewöhnlichen Erkältung. Gibt es eine Beziehung zwischen Ihrer Atmung und Ihrer Neigung zu Erkältungskrankheiten?

Die Antwort ist mit Sicherheit ja. Tatsächlich wird es uns nicht gelingen, über die Symptome einer Erkältung zu sprechen, ohne in irgendeiner Form die Atmung zu erwähnen.

Eine Erkältung beginnt häufig damit, dass die Nase verstopft ist und das Atmen erschwert. Die Nasenschleimproduktion erhöht sich, und wir sind regelmässig damit beschäftigt, die Nase zu entleeren, um den Luftkanal frei zu halten. Die Schleimhäute in der Nase schwellen an und erschweren uns zusätzlich das Atmen. In Kapitel Zwei haben wir gesehen, wie dies zu sexuellen Hemmungen in Beziehung stehen könnte.

Dieses Anschwellen der Schleimhäute und die vermehrte Nasenschleimproduktion tritt bei Erkältung ebenso auf wie beim Weinen. Mit zunehmender Wahrscheinlichkeit wird angenommen, dass eine der möglichen Erkältungsursachen blockierte, im Körper zurückgehaltene Traurigkeit ist.

Im weiteren Verlauf der Erkältung treten oft weitere Komplikationen auf. Die Atemwege können entzündet, wund, mit Schleim angefüllt sein. Dies erzeugt dann das Bedürfnis zu husten, als Atemreflex, mit dessen Hilfe die Kehle von Fremdkörpern befreit wird. Auch die Lungen selbst können sich mit Schleim füllen und sogar entzünden. Dies würde ein vertieftes Husten auslösen, um die Lungen zu reinigen. Schwere Fälle von Lungenentzündung können sogar zum Tode führen.

Gleichzeitig mit diesen körperlichen Veränderungen wird auch die geistige Funktionsfähigkeit beeinträchtigt, oft sogar so stark, dass wir gezwungen sind, die Arbeit zu unterbrechen und eine Zeitlang im Bett zu liegen.

Wir können durch äussere Umstände gezwungen sein, trotzdem weiterzuarbeiten oder die Kinder zu versorgen, und in einem solchen Fall ist es möglich, den Körper mit Hilfe von Medikamenten zur Aufrechterhaltung der Funktion zu zwingen, auch wenn wir das Bedürfnis fühlen, uns hinzulegen und zu erholen. Die Botschaft des Körpers aber ist klar: Es ist Zeit für eine Pause!

Warum eigentlich tun wir uns das überhaupt an? Warum erzeugt unser Körper diesen scheinbar so negativen Zustand? Welches sind die positiven Seiten einer Erkältung?

Vielleicht müssten wir eigentlich weinen und wir können die Gefühle nur auf diesem Weg aus uns herauslassen. Oder wir möchten vielleicht dem Druck des gesellschaftlichen Lebens, dem Zusammensein mit anderen Menschen entfliehen, und die Erkältung bringt es mit sich, dass wir eine Zeitlang allein sind. Das Husten kann auch ein Ausdruck für das Gefühl sein, etwas loswerden zu wollen, das der Körper (und die

Seele) nicht haben möchte. In diesem Sinne können wir das Niesen, das oft bei Erkältungen begleitend auftritt, als eine kräftige Entladung ansehen, mit deren Hilfe zurückgehaltene Aggressionen herausgelassen werden.

Auch erfahren wir mehr Aufmerksamkeit und vielleicht auch mehr Liebe, wenn wir krank sind. Kinder entwickeln oft Krankheitssymptome, weil Kranksein mehr Fürsorge und verstärktes Mitgefühl hervorruft. Vielleicht schauen Sie nun einmal auf Ihr eigenes Leben zurück und erinnern sich, welcherart Ihre üblichen Krankheitsmuster waren. Indem Sie sich bewusst werden, wie Sie als Kind Krankheit benutzten, indem Sie sich der positiven Zuwendungen, die Sie vielleicht im Krankheitsfall erhalten haben, bewusst werden, können Sie beginnen, Verhaltensmuster, die für Sie als Erwachsener störende Auswirkungen, wie zum Beispiel Erkältungen, haben, umzukehren.

Da Erkältungskrankheiten ebenso häufig im Sommer wie in den Wintermonaten auftreten können, scheint das Wetter nicht die ausschlaggebende Ursache zu sein. Es liegt stattdessen nahe, eine Erkältung mehr als eine unbewusste Handlung anzusehen, mit deren Hilfe wir etwas erlangen, was wir uns nicht bewusst verschaffen: mehr Zuneigung und Unterstützung von Freunden, Zeit für ein notwendiges Pausieren von der Arbeit, eine ungefährliche Art, im Körper angestauten Kummer zu entladen, eine Erholung von zuviel problemorientierter, geistiger Tätigkeit, das Herauslassen von emotionalem Druck irgendwelcher Art, der sonst auf andere Art zur Entladung kommen würde, wenn er nicht hierdurch reduziert würde.

Wenn Sie das nächste Mal eine Erkältung bekommen, denken Sie darüber nach, was auf Ihren Fall zutreffen könnte. Und wenn aus Ihrem persönlichen Umkreis jemand eine Grippe bekommt, denken Sie vielleicht einmal über seine oder ihre tieferen Gründe für die Erkrankung nach, und vielleicht können Sie dann die Hilfe anbieten, die wirklich gebraucht wird.

In jedem Fall wird Ihre Kenntnis über die Veränderung der Atmung im Falle einer Erkältung Ihnen die Gewohnheiten, die einer solchen Erkrankung zugrundeliegen, ins Bewusstsein bringen, so dass Sie sich in Zukunft vielleicht direkt beschaffen können, was Sie brauchen, statt sich wieder einmal eine Erkältung zuzuziehen. Wichtig dabei aber ist, dass Sie Ihr unbewusstes Verhalten akzeptieren. Sehen Sie es nicht als eine negative Verhaltensweise an, wenn Sie sich eine Erkältung zuziehen, und fühlen Sie sich deshalb nicht schuldig oder ärgerlich. Sehen Sie sich einfach nur um, ob es bessere Wege gibt, Ihre Bedürfnisse auszu-drücken.

Wenn Ihnen nach Weinen zumute ist, lesen Sie die verschiedenen Rat-schläge, die ich für diese Form emotionaler Entladung im Verlaufe des Buches gebe. Wir alle müssen manchmal weinen. Zum Leben gehören nun einmal Gefühle wie Hoffnungslosigkeit, Trauer, Einsamkeit, Verlu-stangst usw. Das Leben hat durchaus traurige Seiten.

Wenn Sie Tausende kleiner Seufzer unterdrücken, Tausende Male bei kleinen Anlässen das Wasser in Ihren Augen zurückhalten und mit zuge-schnürter Kehle das Weinen blockieren, haben Sie im ganzen die Summe einer kräftigen Grippe erreicht. Wenn Ihre Atmung und Ihre Gefühle stets spontan auf alle täglichen, kleinen Geschehnisse reagie-ren, werden Sie auch traurige Gefühle sofort herauslassen können, und Sie werden den normalen Ablauf Ihrer Tätigkeiten nicht unterbrechen müssen. Wenn Sie aber diese natürlichen Reaktionen blockieren, halten Sie lieber ausreichend Taschentücher für die «grosse Entladung» bereit.

Erkältungskrankheiten sind ein äusserst komplexes Gebiet und ich bin mir bewusst, dass ich dies hier nur oberflächlich behandle. Ich hoffe aber, Sie damit angeregt zu haben, über die Ursachen Ihrer eigenen Erkältungen zu reflektieren, so dass Sie in Zukunft bewusster wählen können, ob Sie Ihre Emotionen mehr direkt ausdrücken wollen oder weiterhin eine Grippe benutzen, um ab und zu die angestauten Gefühle zu entladen.

Eine solche Grippe wird manchmal von Muskelschmerzen, besonders in Schultern und Nacken, begleitet. Wodurch werden diese Schmerzen verursacht? Wir neigen dazu, verschiedene «Erreger» dafür verantwort-lich zu machen, aber sind diese Annahmen wirklich richtig? Wir haben gesehen, wie Angst und Stress chronische Muskelverspannungen erzeu-gen. Wir neigen dazu, diese Verspannungen so weit wie möglich zu igno-rieren.

Ab und zu jedoch erfordert es unsere Gesundheit, dass wir uns mit ihnen auseinandersetzen. Damit die erlernten Hemmungen sich ein we-nig lockern, ist es notwendig, dass wir uns bewusst mit dieser schmerzli-chen Angelegenheit befassen. Wir haben gesehen, wie bewusste Kon-zentration auf ein Gewohnheitsmuster zu dessen Korrektur führt, und ich möchte annehmen, dass die bei Grippe auftretenden Muskelschmer-zen mit dem Bedürfnis des Körpers nach einer Korrektur in Beziehung stehen.

Was tun Sie, wenn Sie Schmerzen haben? Erst einmal drücken Sie das

106

Schmerzgefühl durch Stöhnen aus. Endlich lassen Sie den Schmerz heraus, indem Sie Laute von sich geben, und erkennen damit gleichzeitig an, dass der Schmerz existiert. Dies allein hilft bereits, den Zustand zu verbessern. Sie bewegen ausserdem die Schultern und erzeugen dadurch Entspannung. Vor allem aber geben Sie vor sich selbst zu, dass Sie Schmerzen haben, und dieses Zugeständnis ist ein wichtiger Schritt auf dem Weg zur Lockerung der chronischen Verspannung.

Diese möglichen Erklärungen der Ursachen von Grippe und begleitenden Muskelschmerzen habe ich nicht deshalb aufgeführt, damit Sie mir meine Darlegungen glauben sollen. Ich möchte damit nur erreichen, dass Sie darüber nachzudenken beginnen, ob sie in Ihrem persönlichen Fall vielleicht zutreffen könnten.

Wenn Sie meinen, dass das, was ich ausgeführt habe, auf Sie zutrifft, können Sie beginnen, Massnahmen zur Lockerung Ihrer Verspannungen zu ergreifen, bevor Ihr Körper eine Grippe zu Hilfe nimmt, um Ihre Aufmerksamkeit zu erheischen. Das heisst, dass Sie ab und zu ein paar der entsprechenden Übungen machen sollten, die im letzten Teil des Buches angegeben sind.

Zum Beispiel werden, um Wut zu blockieren, sämtliche Bereiche von Nacken, Schultern, Rücken, sowie die Beinmuskulatur angespannt. Falls Sie als Kind für Wutausbrüche bestraft wurden, ist es wahrscheinlich, dass Sie noch immer diese Spannungen in Ihren Muskeln halten, und dass eine Grippe für Ihren Körper die einzig mögliche Art ist, um Beachtung und Korrektur der Verspannungen zu bitten. Statt dessen können Sie aber auch folgende Übung machen: Sie bewegen Ihren Körper, als würden Sie Ihre Wut ausdrücken: Stehen Sie auf und heben Sie die Arme über den Kopf, und atmen Sie dabei mit durchgebogenem Kreuz ein.

Jetzt atmen Sie durch den Mund mit einem «Hahhhh»-Laut aus. Schieben Sie dabei Ihr Becken nach vorn, beugen Sie leicht die Knie, und führen Sie die zu Fäusten geballten Hände langsam nach vorn, im gleichen Abstand, mit dem Sie sie über den Kopf gehalten haben, etwa bis in Brusthöhe.

Dann atmen Sie wieder ein und führen dabei die Fäuste über den Kopf, usw. Machen Sie diese Bewegungen vier- bis fünfmal, und halten Sie danach mit geschlossenen Augen inne. Beobachten Sie Ihre Atmung und das Gefühl in Armen und Schultern, im Beckenbereich und in den Beinen. Vielleicht fühlen Sie sich jetzt richtig gut!

Ein weiterer körperlicher Zustand, der mit Sicherheit emotionale

Aspekte beinhaltet, ist jener der Kurzsichtigkeit (Myopie). Ich habe, ausserhalb dieses Buches, viel über Kurzsichtigkeit und neue Techniken zu ihrer Reduzierung und Heilung geschrieben *(Wieder klar sehen*, Herzschlag Verlag), und ich möchte hier nur kurz bestimmte Aspekte ansprechen, soweit sie mit Atemhemmungen in Zusammenhang stehen.

In der medizinischen Literatur wird Myopie im allgemeinen als genetisch bedingter Zustand angesehen. Wenn in Ihrer Familie jemand an Kurzsichtigkeit leidet, besteht die Möglichkeit, dass Sie auch kurzsichtig werden. Die einzige zur Zeit mögliche «Behandlung» dieses Zustandes besteht im Tragen von Brillen oder Kontaktlinsen. Darüber hinaus ist es nicht möglich, Kurzsichtigkeit zu behandeln oder zu heilen.

Ich selbst wurde während meiner Jugend kurzsichtig und musste eine Brille tragen, um weiter als 1,50 m sehen zu können. Als ich mich später mit der Erforschung von Hypnose in bezug auf optische Wahrnehmung beschäftigte, begann ich damit, Suggestion einzusetzen, um meine eigene Sehfähigkeit zu verändern, und ich konnte manchmal völlig unerklärlicherweise für Augenblicke so klar sehen wie ein Normalsichtiger. Aber ich konnte mit Hilfe von Hypnose keine dauerhafte Besserung der Kurzsichtigkeit erzielen.

Ich versuchte auch die Bates-Methode mit Übungen zur Entspannung der die Augen umgebenden Muskeln und Übungen für bessere Sehgewohnheiten. Diese verbesserten meine Sehfähigkeit um etwa 25 %, aber trotzdem war ich noch immer hoffnungslos kurzsichtig.

Als letzten Versuch studierte ich verschiedene, auf die Sehkraft bezogene Yogatechniken. Auch hiermit erreichte ich keine reale Verbesserung. Das innere Verständnis in meine Sehgewohnheiten vertiefte sich, aber der physische Zustand blieb derselbe.

Später dann, nachdem ich bereits aufgegeben hatte, jemals wieder normalsichtig zu sein, stellte ich plötzlich fest, dass meine Augen sich von selbst völlig wiederhergestellt hatten. Diese Änderung trat ein während meiner Ausbildung in Reichscher Therapie, als ich viele meiner emotionalen Verletzungen heilte und Schritt für Schritt meine Atemmuster verbesserte. Ich war zutiefst mit der Erforschung meiner eigenen, gewohnheitsmässigen Angstmuster beschäftigt, und während ich mich meinen Ängsten stellte und sie überwand, erlangte ich irgendwie auch meine Sehkraft zurück. Ich brauchte meine Brille nicht mehr, bestand jeden Augentest und war ein Problemfall für meinen Augenarzt. Er konnte sich meine Heilung nicht im geringsten erklären.

In den darauffolgenden Jahren kehrte ich in Abständen immer wieder zu diesem Problem zurück. Ich war sicher, dass die Heilung irgendwie mit meiner emotionalen Entwicklung in Verbindung stand, mit der Reduzierung von Angstmustern und entsprechenden Atemgewohnheiten. Aber noch wusste ich nicht genug über den genauen Heilungsablauf.

Nach weiterem Forschen und Versuchen konnte ich schliesslich genügend Erkenntnisse sammeln, um eine medizinisch korrekte Theorie über visuelle Heilung zu entwickeln, zusammen mit einem praktischen Übungsprogramm für Kurzsichtige, die ihre Sehfähigkeit zurückgewinnen wollen.

Der Schlüssel zu diesem Übungsprogramm liegt darin, zu verstehen, wie wir auf Angst reagieren. Es sind hauptsächlich Kinder, die kurzsichtig werden, und Kinder kämpfen ständig darum, mit den Ängsten in ihrem Leben fertigzuwerden.

Ein Kind wird mit einer Gefahr konfrontiert, mit irgendeiner Sache, die im Körper langanhaltende Erregung erzeugt. Das kann die Angst vor einem gewalttätigen Vater sein, erdachte Ungeheuer, die grosse Dogge des Nachbarn, oder, ganz besonders, Schulängste. Auf irgendeine Weise ist das Kind in einer längerdauernden Angstsituation gefangen, aus der es kein Entrinnen gibt. Es kann vor der Gefahr weder weglaufen, noch kann es sie angreifen und eliminieren. Auch Weinen ist nicht angebracht. Welche Möglichkeit bleibt also übrig, wenn wir uns an Kapitel zwei erinnern?

Das Kind wird auf irgendeine Weise «bewusstlos» werden. Kurzsichtig sein bedeutet, die Aussenwelt auf einen ganz kleinen Bereich zu begrenzen und darüber hinaus durch Unschärfe «auszublenden». Das heisst, dass vom visuellen Gesichtspunkt aus gesehen die äussere Gefahr nicht mehr existiert.

Natürlich ist für diese verschwommene Sicht das Gehirn verantwortlich. Es muss ein Problem lösen – Wie kann die Gefahr, die anhaltenden Stress im Körper erzeugt, beseitigt werden? Stress kann, wie wir wissen, tödlich sein. Das Gehirn muss einen Weg finden, diese Angstreaktion zu mindern. Aus dieser Sicht ist der Schritt zur Kurzsichtigkeit eine logische Entwicklung – sie erzeugt eine verschwommene Umwelt, und die Bedrohung wird nicht mehr wahrgenommen.

Die Augenmedizin kann bis heute nicht sicher sagen, wodurch Kurzsichtigkeit entsteht; es ist eine Krankheit, für die es keine Erklärung gibt, die einer wissenschaftlichen Nachprüfung standhalten würde. Die Form des Augapfels, das Krümmungsverhältnis der Hornhaut (Cornea) und die das Auge umgebenden Muskeln, welche auf die Bündelung und

Scharfeinstellung des Auges einwirken, sind alles Faktoren, die für ein verschwommenes Bild auf der Netzhaut (Retina) mit verantwortlich sein können. Und alle diese Faktoren werden direkt vom Gehirn kontrolliert. Anordnungen des Gehirns könnten demzufolge Veränderungen des Sehapparates bewirken.

Wie können wir nun mit diesem Wissen zu einer Umkehrung des Zustandes gelangen? Neueste Forschungen zeigen, dass Myopie mit Sicherheit mit emotionalen Traumata zusammenhängt. Kurzsichtigen Menschen scheinen zum Beispiel bestimmte Persönlichkeitsmerkmale gemeinsam zu sein. Für eine Umkehrung der physischen Symptome muss also zuerst im emotionalen Bereich eine Heilung stattfinden.

Wenn wir Angst als verursachenden Faktor für Kurzsichtigkeit erkannt haben, müssen wir uns als ersten Schritt zur Heilung mit dieser Angst befassen. Und damit kommen wir zur Atmung. Ich habe nicht einen einzigen kurzsichtigen Menschen kennengelernt, der nicht unter Atemhemmungen in Verbindung mit Angstreaktionen in der Kindheit litt. Die Übungen in diesem Buch sind daher als erster Schritt auch zur Verbesserung der Sehkraft unbedingt empfehlenswert.

Nur wenn die Atmung relativ frei von gewohnheitsmässigen, durch Angst erzeugten Hemmungsmustern ist, kann mit der nächsten Phase der visuellen Heilung begonnen werden.

Ich möchte die nächsten Schritte hier nur kurz andeuten. Sie beinhalten eine Integration der kognitiven Bereiche des Gehirns mit dem Bereich, der für die visuellen Funktionen zuständig ist, und der hauptsächlich unbewusst arbeitet. Aus diesem Grund sind semihypnotische Sitzungen erforderlich, in denen die Person in einen Zustand versetzt wird, in welchem die gewünschten Änderungen in den Augen veranlasst werden können.

Neueste Forschungen haben gezeigt, dass das Krümmungsverhältnis der Netzhaut mit Sicherheit keine konstante, sondern eine variable Grösse ist, die sich bei jedem Menschen ständig verändert. Die Betonung der Hypnosesitzungen liegt daher auf einer Veränderung der Netzhautkrümmung, die für eine korrekte Bündelung des einfallenden Lichts und damit für das zur Erzeugung eines scharfen Bildes erforderliche Auftreffen der Strahlen an der richtigen Stelle des Augapfels notwendig ist.

Sowohl in dem gerade besprochenen Fall von Kurzsichtigkeit als auch im Fall anderer Krankheiten wie zum Beispiel Krebs hängt die physische Heilung eng mit den emotionalen Faktoren, welche dem physischen Zustand zugrundeliegen, zusammen. Das heisst, dass Atemtherapie in der fortschreitenden Entwicklung der Medizin als eine wertvolle Behandlungsmethode miteingeschlossen werden kann.

Obgleich die Forschung bezüglich typischen Atemmustern bei Krebserkrankungen noch nicht abgeschlossen ist, gibt es doch bereits genügend Erkenntnisse, aus denen wir allgemeine Schlüsse für Vorsorge- und Behandlungsmassnahmen ziehen können.

Die Persönlichkeitsstruktur eines typischen Krebspatienten ist ausreichend dokumentiert, und wir sehen, dass es tatsächlich einen bestimmten Personenkreis gibt, der zu diesem Krankheitsbild neigt. Diese Personen blockieren den Ausdruck (und die Heilung) irgendeiner Form von Trauer. In den meisten beobachteten Fällen verlor der Krebspatient jemanden oder etwas, das ihm sehr nahe stand und sehr wichtig war, und hat den Schmerz und die Wut über den Verlust nicht angemessen akzeptiert und herausgelassen.

Wir haben im letzten Kapitel über emotionale Heilung gesehen, dass Blockierung von Trauer ein Blockieren von Wut einschliesst. Die zu Krebs neigende Persönlichkeit gestattet sich selbst nicht, bewusst Wut auszudrücken und nach aussen zu entlassen. Das Resultat ist, dass der Körper diese Wut gegen sich selbst richtet und sich damit selbst zerstört.

Den neuesten Forschungsergebnissen zufolge haben wir alle ständig Krebszellen in uns. Die Krankheit Krebs tritt jedoch erst dann ein, wenn diese Zellen sich unmässig ausbreiten und so den Körper zerstören. Aus verschiedenen, sehr komplexen Gründen wird das Unbewusste selbstzerstörerisch. Das emotionale Gleichgewicht geht verloren, und dies drückt sich in physischer Krankheit aus, wenn keine Korrektur im emotionalen Bereich stattfindet.

Wie ich bereits andeutete, haben wir für dieses Konzept noch keinen endgültigen Beweis, und ich biete Ihnen diese Erörterung als eine mögliche Erklärung, nicht als eine feststehende Tatsache dar. Es hat sich jedoch gezeigt, dass der typische Krebspatient auch eine depressive Persönlichkeitsstruktur besitzt, und natürlich ist Depression ein Atemmuster, das wir ja bereits kennengelernt haben.

Wir haben gesehen, dass, um Gefühle zu blockieren, die Atmung blockiert werden muss. Bei Krebspatienten ist die Atmung eine halbe Einatmung, dann folgt bereits die Ausatmung, danach wird der Atem gehalten, um schliesslich zu einer flachen, unvollständigen Einatmung zurückzukehren. Der Körper wird nie mit Energie aufgeladen und durchbricht daher niemals die Hemmungen, welche die Gefühle von

Trauer und Wut zurückhalten. Merkwürdigerweise ist dieses Atemmuster auf den ersten Blick ähnlich dem der «Kraftatmung», auf die
wir im nächsten Kapitel zu sprechen kommen werden. Ein wesent-
liches Element der Kraftatmung fehlt hierbei jedoch: Die Bauchmuskulatur und der Beckenbereich sind nicht beteiligt. Bei Krebspatienten
ist fast immer das Becken unbeweglich, geht nicht mit der Atmung
mit, und beim Ausatmen fehlt völlig die Beteiligung der Bauchmuskulatur.

Ein depressiver Mensch hat das Gefühl, dass er am liebsten sterben
möchte, dass das Leben nicht wert ist, gelebt zu werden, dass es nur aus
Schmerz und Unglücklichsein besteht und jegliche Freude verschwunden ist und nie wiederkehren wird. Dies ist offensichtlich ein Fall fehlen-
der emotionaler Heilung. Die Entladung von Trauer und Wut ist blok-
kiert, und der depressive Zustand hält an, zusammen mit der Neigung zu
Krebs.

Diese Persönlichkeitsmerkmale sind in medizinischen Kreisen wohl
bekannt. Bedauerlicherweise aber gibt es keine Therapie gegen Depression. Therapeuten der Bioenergetik entwickeln zur Zeit mit einigem Erfolg Techniken zum Herauslassen von Emotionen für Krebspatienten.
Aber unglücklicherweise wollen die meisten Krebspatienten tief in ihrem Inneren gar nicht gesund werden. Sie haben sehr wenig Motivation,
selbst etwas für sich zu tun. Wenn ein Arzt ein Medikament oder eine
Behandlung verabreicht, lassen sie dies passiv über sich ergehen. Aber
irgend etwas blockiert ihre aktive Beteiligung am Heilungsprozess.

Die Angst, verbotene Gefühle herauszulassen, hält den Patienten unbewusst davon ab, aktiv zu werden. Auch das Gefühl von Schuld trägt
dazu bei, passiv zu bleiben. Krebspatienten haben oft in irgendeiner
Weise tiefe Schuldgefühle. Sie denken, dass sie irgendwie schuld am Tod
des von ihnen geliebten Menschen sind. Oder sie fühlen sich schuldig,
weil sie über dessen Tod tief im Innern wütend sind. Auf dieses Empfinden von Schuld für ein natürliches, wenn auch kindliches Gefühl sollte in
der Krebsvorsorge unbedingt tiefer eingegangen werden. Jedenfalls
können wir uns zumindest an eine Tatsache halten: Krebspatienten sind
depressiv und zeigen ein bestimmtes Atemmuster, das sie in diesem Zustand hält. Wenn wir an der Atmung arbeiten, können wir den Patienten
aus dem Zustand lösen, der zur Selbstzerstörung führt.

Ich möchte nicht den bewussten Wunsch vieler Krebspatienten, gesund werden zu wollen, negieren. Gleichzeitig aber möchte ich die Aufmerksamkeit auf die zugrundeliegende emotionale Blockierung lenken,

welche jede Form aktiver Beteiligung seitens des Patienten hemmt. Und mit Hilfe der Atemarbeit können wir dem Patienten helfen, sich der unbewusst in ihm ablaufenden Vorgänge, die ihn an der Gesundung hindern, bewusst zu werden.

Die Atemmodifikation gibt uns auch eine präventive Diagnosemöglichkeit durch regelmässiges Überprüfen der Atemmuster und Persönlichkeitsstruktur. Zu Krebs neigende Personen könnten sich so in vorsorgende Therapie begeben, um sich von emotionalen Blockierungen zu befreien, bevor diese in ihnen körperlichen Schaden in Form von vermehrten Krebszellen anrichten.

Zum Abschluss dieser leider nur kurzen Erörterung möchte ich klarstellen, dass Krebs ein äusserst komplexes Krankheitsbild ist, von dem ich hier nur einen Bereich behandelt habe. Selbstverständlich ist auch die medizinische und biochemische Forschung auf diesem Gebiet von grossem Wert. Um in Zukunft das immer noch erschreckend gefährliche Krankheitsbild wirklich erfolgreich behandeln zu können, kann allerdings der psychologische Aspekt und die damit verbundene Atemtherapie nicht ausser acht gelassen werden.

Dies ist ein erregendes Zukunftsbild, weil auf diese Weise die Krebsvorsorge gleichbedeutend mit Persönlichkeitswachstum wäre. Wir hätten endlich die Körpermedizin mit emotionaler Heilung verbunden.

Wir hatten bereits festgestellt, dass langdauernder Stress zu verschiedenen körperlichen Komplikationen, wie zum Beispiel Herzerkrankungen, führen kann. Am häufigsten beobachten wir im Zusammenhang mit Stress das Auftreten von Bluthochdruck, wofür es trotz der Häufigkeit des Auftretens noch immer keine Heilbehandlung gibt.

Da das medizinische Verständnis nicht die psychologischen Aspekte der Auswirkung von Angst auf den Gesamtorganismus einschliesst, beschränkt sich die medizinische Behandlung für Bluthochdruck hauptsächlich auf die medikamentöse Behandlung der Symptome mit zusätzlichen Körperübungen und einer speziellen Diät. Zur Zeit gibt es keine Möglichkeit, auf medizinischem Wege auf die Atemmuster, die offensichtlich für die Aufrechterhaltung des Stresszustands im Körper verantwortlich sind, effektiv einzuwirken.

Da ich in meiner Praxis immer wieder Klienten gegenüberstehe, die unter Bluthochdruck und Herzbeschwerden leiden, habe ich eine Anzahl praktischer Übungen entwickelt, die auf die Reduzierung und Beseitigung der dem Stress zugrundeliegenden Ursachen zielen. Einfache Entspannung zum Beispiel ist bei Bluthochdruck nur in beschränktem

113

Ausmass wirkungsvoll. Ein Kontrollieren der Atmung, um Entspannung hervorzurufen, bringt nicht unbedingt eine Heilung der Gefühlsanspannungen, welche Bluthochdruck erzeugen, mit sich. Dazu sind aktive emotionale Ausdrucksübungen ebenso notwendig wie emotionale Befreiungsübungen und therapeutische Meditationsübungen, von denen Sie ja einige schon kennengelernt haben. Wir müssen dazu übergehen, statt der Symptome die Ursachen zu behandeln.

Ein weiteres Problem in diesem Zusammenhang ist die heutige Krankenhaussituation und der zusätzliche Stress, der entsteht, wenn der Patient sich in ein Krankenhaus begeben muss.

Natürlich erzeugt es Ängste, in einem Krankenhauszimmer flach zu liegen. Vielleicht werden Sie sich sogar ängstlich fragen, ob Sie dieses Haus wohl lebend wieder verlassen werden. Das bedeutet, dass Ihre Grundüberlebensängste aktiviert werden. Sie können den Gefahren, die im Krankenhaus auf Sie zukommen, z. B. einer Operation nicht davonlaufen, und Sie können sie auch nicht angreifen und ausräumen. Sie sind in einer Stressituation gefangen, in der es keine Möglichkeit zu körperlichem Handeln gibt.

Das bedeutet, dass Ihre Atmung angespannt und gehemmt ist, eine flache Brustatmung, bewirkt durch vermehrtes Adrenalin im Blutkreislauf. Was kann getan werden, um diesen entkräftenden Angstzustand zu reduzieren?

Eine verblüffend unkonventionelle, aber wirkungsvolle Behandlungsmöglichkeit ist, dem Patienten Kopfhörer und einen preiswerten Cassettenrecorder zu geben und ihn mit Toncassetten für Atembewusstsein und Entspannungsübungen zu versorgen, um den Stresszustand zu vermindern.

Wenn Sie eine Operation benötigen, verbringen Sie im allgemeinen zumindest einige Tage mit Warten auf die tatsächlichen Stunden im Operationssaal. Während dieser Tage befinden Sie sich in einem andauernden Stresszustand. Dies zehrt an Ihrer Widerstandskraft, die Sie für eine erfolgreiche Operation brauchen. Diesem Umstand wird bisher wenig Aufmerksamkeit entgegengebracht. Und auch nach dem erheblichen Trauma einer Operation wäre eine Hilfe zur schnellen Wiedererlangung des normalen, entspannten Atemverhaltens von grossem Wert.

Aber auch zu Hause liegen wir – oder unsere Kinder – ab und zu krank im Bett. Und da jede Krankheit, auch wenn sie vom medizinischen Standpunkt aus nicht gefährlich ist, psychologisch gesehen eine Konfrontation mit dem eigenen, möglichen Tod bedeutet, erleben wir jedesmal eine angeborene, unbewusste Angstreaktion, mit der wir uns auseinandersetzen müssen.

In diesen Fällen können entsprechende Bücher und Cassetten für Kinder von grossem Nutzen sein, um mit Hilfe von Entspannungsübungen und Atemintegration die Krankheit in kürzerer Zeit und leichter zu überwinden.

Natürlich sind vorbeugende Massnahmen die beste Behandlung. Wenn wir Stress und Depression als verursachende Faktoren für körperliche Krankheiten erkennen, können wir präventiv handeln, um diese Faktoren zu reduzieren, bevor sie zu medizinischen Komplikationen führen.

Betrachten Sie einmal sich selbst. Sie können mit den Kenntnissen, die Sie jetzt haben, recht gut Ihr eigenes Atemverhalten beurteilen, das Ausmass an Stress in Ihrem Körper, depressive Neigungen und unterschwellige Ängste. Und sollten Sie feststellen, dass Sie der Gesundheit abträgliche Gewohnheiten haben, können Sie gegen diese vorsorglich etwas tun.

Wenn Sie die angegebenen Übungen machen, achten Sie bitte darauf, dass Sie sich nicht zwingen, einen Änderungsprozess schneller zu durchlaufen, als es Ihrem natürlichen Wollen entspricht. Seien Sie sensibel gegenüber den Blocks und Aversionen, die Sie davon abhalten, sich selbst zu helfen, und versuchen Sie zu sehen, was diesem Ablehnungsverhalten zugrunde liegt. Nach und nach werden die Blockierungen sich lösen und Sie werden eine aktive Teilnahme an Ihrem Gesundheitszustand entwickeln.

zwingen d.h. ja gut richtig mache
im richtig machen

KAPITEL ACHT

Geistige Klarheit

Sauerstoffaufnahme und geistige Leistungsfähigkeit
Klares Denken / Sanftes Atmen
Erwecken der Intuition

Zuerst möchte ich Ihnen darlegen, auf welche Weise die verschiedenen Atemmuster, die mit den unterschiedlichen Gefühlszuständen verbunden sind, unsere Denkfähigkeit beeinflussen.

Es ist bekannt, dass Angst die Fähigkeit zu klarem Denken beeinflusst. Die Fähigkeit, Entscheidungen zu treffen und auszuführen, wird ernstlich vermindert, und das logische Denkvermögen ist gestört.

Diese Funktionsstörungen haben verschiedene Gründe. Zunächst wird durch Angst das sympathische Nervensystem angeregt, was zur Ausscheidung von verschiedenen Nebennierenhormonen führt, die Körper und Geist auf verstärkte Tätigkeit vorbereiten. Wenn nun die Tätigkeit, auf die der Körper vorbereitet ist, blockiert wird und der Angstzustand längere Zeit anhält, ohne sich entladen zu können, ist durch das entstandene Ungleichgewicht der gesamte Organismus einer ernsthaften Belastung unterworfen. Das Gehirn erhält zu viel hormonelle Stimulation, und dies führt zu Benommenheit, gedanklicher Verwirrung und unlogischem Denken. Darüber hinaus erzeugt dieser hormonelle Stau, der nicht verarbeitet werden kann, wiederum Angst, wodurch die Situation noch verschlimmert wird.

Sehen wir uns andererseits einmal an, was geschieht, wenn die natürliche Reaktion gegenüber einer Gefahr nicht gehemmt ist. Der Körper lädt sich während der Einatmungsphase der Angstreaktion mit Energie auf und entlässt sie durch Aktion während der Ausatmung. Die Vermehrung von Hormonen und Sauerstoff im Blutkreislauf kommt auch dem Gehirn zugute; es kann besser Probleme lösen und Entscheidungen fällen, und die daraus resultierenden Handlungen werden mit erhöhter Effektivität kontrolliert.

An dieser Stelle ist es wichtig zu wissen, dass wir, abgesehen von bestimmten instinktiven Reaktionen, die uns angeboren sind, wie die Angst vor lauten Geräuschen und die Angst vorm Fallen, nicht bestimmte äussere Situationen stets instinktiv als gefährlich einschätzen. Wir haben vielmehr gelernt, bestimmte Situationen als gefährlich und andere als ungefährlich anzusehen.

Das bedeutet, dass das Empfinden einer Gefahr immer eine subjektive geistige Entscheidung ist, die auf früheren Erfahrungen basiert. Wenn nun unsere Gefahrenwahrnehmung hauptsächlich unbewusst abläuft, werden wir allen Situationen gegenüber, die früher einmal eine Gefahr bedeuteten, weiterhin mit der gleichen Angstreaktion begegnen.

Glücklicherweise aber haben wir immer die Möglichkeit, solche alten Gewohnheiten bewusst zu ändern. Wir können immer früher angstauslösende Situationen auf ihren Gefahreninhalt hin neu überprüfen und feststellen, ob auch heute noch ein realer Grund für unsere Angst gegeben ist, oder ob die Gefahr einfach nur noch in unserer Erinnerung und Vorstellung existiert.

Dies ist ein interessanter Fortschritt in unserem Verständnis von Atmung, Gefühlen und geistigen Funktionen. Wir haben gesehen, dass Emotionen und Atemmuster als Einheit funktionieren. Bei genauerem Hinsehen aber stellen wir fest, dass die Wahrnehmung der Umwelt durch erlernte Wahrnehmungsmuster bestimmt wird.

Als mir diese neurologische Tatsache klar wurde, störte mich zunächst, dass daraus folgend unsere Persönlichkeit keinerlei Spontanität zu besitzen scheint, sondern dass vergangene Erfahrungen bestimmend darauf einwirken, wie wir eine heutige Situation erleben.

Dies würde auch tatsächlich zutreffen, wenn Ihre Wahrnehmung ausschliesslich unbewusst ablaufen würde, wenn Sie Ihr Gehirn neue Eindrücke ausschliesslich auf der Basis vergangener Erfahrungen verarbeiten lassen würden. Wenn Sie aber Ihre bewussten Fähigkeiten mit einsetzen, wenn Sie wirklich hinsehen und hinhören und hinschmecken und die Empfindungen des gegenwärtigen Augenblicks miteinbeziehen, werden Sie Ihre spontane Reaktionsfähigkeit zurückerlangen.

Natürlich sind Ihre Erfahrungen an Ihrer Gesamtreaktion trotzdem beteiligt, denn Ihre Persönlichkeit besteht aus der Summe Ihrer Erfahrungen, Ihrer angeborenen Instinkte und Ihrer spontanen Reaktionen gegenüber der Gegenwart.

Wirkliche Spontanität liegt in der Integration von Instinkt, emotionaler Reaktion und kognitiver Entscheidung.

118

Sehen wir weiter, auf welche Weise die verschiedenen Emotionen auf die geistigen Funktionen einwirken. Ungeachtet der Klarheit der Wahrnehmung und des geistigen Einflusses auf eine Gefühlsreaktion wird die daraus resultierende Emotion und Atemveränderung auf jeden Fall die geistige Funktion innerhalb dieses bestimmten Gefühlszustandes beeinflussen.

Trauer erzeugt die Reaktion des Weinens. Während wir diese urhafte Form der Entladung durchleben, ist unsere kognitive Fähigkeit zu logischem Denken vollständig ausser Kraft gesetzt, da der Weinreflex uns in den infantilen Zustand jener Zeit zurückversetzt, in der die Fähigkeit zu logischem Denken noch nicht entwickelt war. Wir sind dabei vollständig auf einen Bereich des Gehirns konzentriert, der sehr wenig mit kognitivem Denken zu tun hat.

Es besteht jedoch eine interessante Beziehung zwischen den kognitiven und den emotionalen Bereichen des Gehirns. Nachdem sich unser Gehirn in der Kindheit so weit entwickelt hat, dass wir den Ausdruck unserer Gefühle bewusst kontrollieren können, ist es dem kognitiven Bereich möglich zu entscheiden, wann es dem Körper erlaubt, sich dem Gefühlszustand hinzugeben und wann die Klarheit der Gedanken erhalten und ein tieferes Einsinken in das Gefühlserlebnis vermieden wird.

Solange Gefühle und rationaler Geist gegeneinander kämpfen, befinden wir uns in einem Zustand von Verwirrung, Angst und unangemessenen Reaktionsweisen. Wenn der Verstand die Entladung von Emotionen fürchtet, ist jede unserer auftretenden emotionalen Entladungen mit Angst vermischt. Es ist nicht die Entladung des Gefühls, die einen Verlust der Ratio auslöst. Die meisten Menschen können, wenn sie sich Gefühlsausbrüchen wie Weinen, Wut oder Ekstase hingeben, sich sofort aus diesem Zustand lösen, wenn die Situation sich plötzlich ändert und eine Blockierung der Gefühlsentladung erfordert.

Wenn aber Angst dabei beteiligt ist, besteht ein Kampf zwischen dem instinktiven Bedürfnis der Entladung und der rationalen Angst eben davor. Natürlich ist Angst zunächst einmal sowieso nicht rational. Wie wir zu Beginn des Kapitels gesehen haben, ist Angst ein Gefühl, durch das die rationalen Prozesse erheblich gestört werden. Wenn also zum Beispiel Wut durch die Kontrolle der ängstlichen Ratio bricht, hat die Angst die rationalen Prozesse gestört, so dass die normale Wut zur blinden, haltlosen Rage wird.

Das gleiche geschieht mit dem Gefühl der Trauer. Viele Menschen haben Angst davor, zusammenzubrechen und zu weinen, und wenn wir es schliesslich tun, fühlen wir mit der Trauer auch noch Angst. In diesem Zustand verlieren wir die Fähigkeit, unsere Gefühle zu kontrollieren. Ohne diese Angst aber können wir sehr schnell, innerhalb von zwei oder drei Atemzügen, die Fähigkeit, uns auf rationale Weise mit der Umwelt auseinanderzusetzen, wiedererlangen.

Unsere Gefühle werden im Bereich der Grosshirnrinde im kognitiven Zentrum des Gehirns geweckt. Wir nehmen die Eindrücke einer äusseren Situation in uns auf, und das Erkennen der Situation als einen bestimmten emotionalen Zustand erzeugt neurologische Impulse, die das entsprechende Gefühlszentrum des Gehirns aktivieren und so die entsprechende physische Reaktion auslösen.

Als Kind war unsere Wahrnehmungsweise nicht durch die Ratio, sondern durch negative und positive Erfahrungen bestimmt, die entweder weh taten oder uns gut fühlen liessen. Unsere erlernten emotionalen Reaktionen waren also direkte physische Reaktionen auf Lust oder Schmerz. Als wir älter wurden, entwickelten wir mehr und mehr die Fähigkeit zu rationalem Denken. Wir waren nun mit Vernunft begabt und hatten damit nicht mehr länger nur die Möglichkeit instinktiver Reaktionsweisen.

Vernunft aber ist nur dann in Funktion, wenn wir uns im gegenwärtigen Moment befinden, uns mit der Umgebung bewusst auseinandersetzen, statt durch vergangene Erfahrungen beeinflusst unbewusst auf sie zu reagieren. Ich komme deshalb immer wieder darauf zurück, weil nur dann, wenn wir uns mit vollem Bewusstsein in der Gegenwart befinden, wir spontane Reaktionsweisen entfalten können. Andernfalls bleiben wir unter der Kontrolle von unbewussten Verhaltensweisen aufgrund vergangener Erfahrungen, die vielleicht für die gegenwärtige Situation völlig unangemessen sind.

Carlos Castaneda schrieb in seiner Serie von Büchern über sein spirituelles Lehrverhältnis zu einem Yaqui-Indianer namens Don Juan Matus, der alte Mann habe ihm folgendes gesagt: «Angst ist der erste natürliche Feind, den ein Mann auf seinem Weg zum Wissen überwinden muss.» (Und ich nehme an, dass er ebenso Frauen meinte.)

Wir stehen nun der Frage gegenüber, die durch diese Erörterungen hindurch immer wieder aufgetaucht ist: Welcher Art ist die Beziehung zwischen Angst und dem bewussten Verstand? Wie ist es möglich, die Angst und die alten, hemmenden Gewohnheiten zu überwinden und in neue Bereiche unserer Persönlichkeit vorzudringen? Haben wir wirklich die Wahl, mit oder ohne Angst zu reagieren?

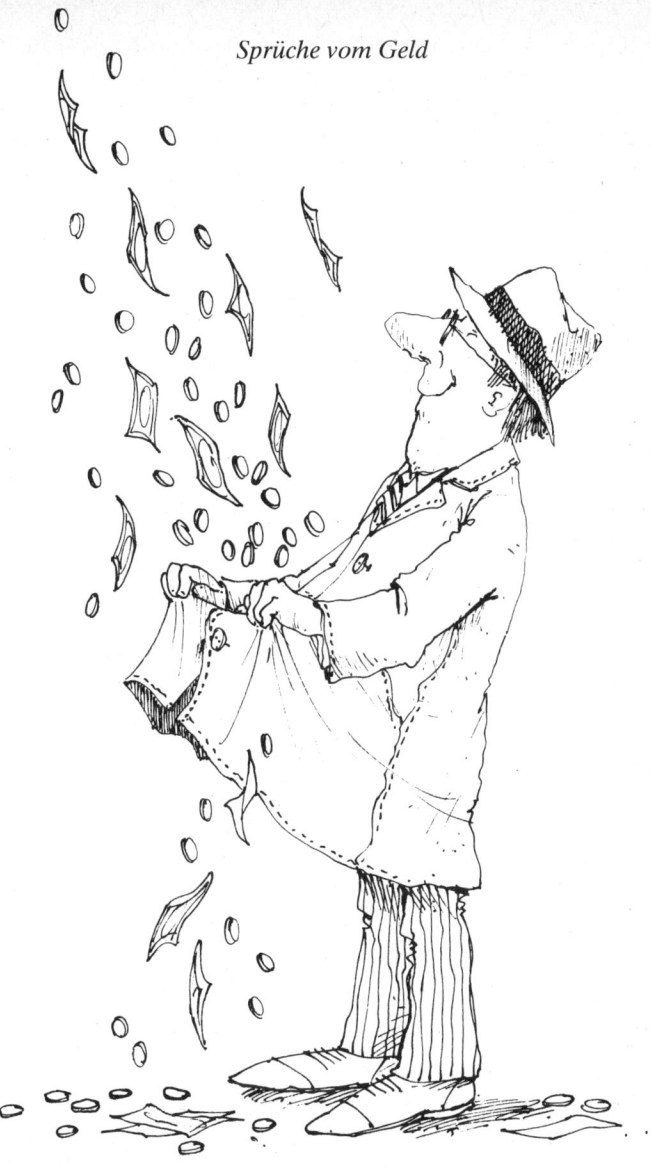

Sprüche vom Geld

«Wenn es Geld regnete …

... sollt' er sich unter die Traufe setzen», heißt es in einem norddeutschen Sprichwort aus dem frühen Mittelalter.

Nun regnet es leider nur im Märchen Geld, aber Sprichwörter sind ja auch selten wörtlich zu verstehen.

So kann man vielleicht frei übersetzen: Wenn man die Chance hat, sein Geld besonders zinsgünstig anzulegen, sollt' man sie auch wahrnehmen. Dann regnet's einmal jährlich Zinsen ...

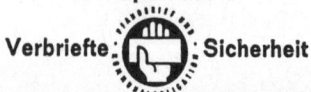

Pfandbrief und
Kommunalobligation

Meistgekaufte deutsche Wertpapiere - hoher Zinsertrag - bei allen Banken und Sparkassen

Verbriefte Sicherheit

Es ist unsere konditionierte Wahrnehmungsweise, die bestimmt, ob eine Situation gefährlich ist oder nicht. Wenn wir also in der Gegenwart mit einer Gefahr konfrontiert werden, können wir unseren rationalen Verstand benutzen, um zu bestimmen, ob wirklich eine Gefahr existiert, die die Reaktion des Kämpfens oder Weglaufens erfordert. Um aber eine wirkliche Gefahr erkennen zu können, müssen wir **hinsehen**!

Wir wissen, dass Angst die visuellen Fähigkeiten einschränkt. Angesichts einer extremen Gefahr rollen wir sogar die Augäpfel nach oben, um völlig zu vermeiden, hinzusehen. In den meisten Fällen aber können wir bewusst ausatmen, uns ansehen, was uns erschreckt hat, und mit Hilfe des Verstandes entscheiden, ob die Angstreaktion notwendig ist oder nicht.

Dies ist relativ einfach, wenn es sich um eine physische, gegenwärtige Gefahr handelt. Bei der Imagination zukünftiger Gefahren haben wir es allerdings mit anderen Bedingungen zu tun.

Die meisten Fälle von unklarem Denken und gehemmten geistigen Fähigkeiten sind das Ergebnis des Sich-sorgens, das Ergebnis von Denkgewohnheiten, welche die geistigen Kräfte mit der Vorstellung möglicher zukünftiger Gefahren beschäftigt halten. Wir wissen, dass Gedanken automatisch die entsprechenden emotionalen und körperlichen Reaktionen auslösen. Sich um zukünftige Gefahren zu sorgen, erzeugt Angst, und diese Angst hat negative Auswirkungen auf die geistige Funktionsfähigkeit. Ein Teufelskreis entsteht.

Wie können wir aus der Gewohnheit, uns um zukünftige Gefahren Sorgen zu machen, ausbrechen?

Wir lenken unsere geistigen Kräfte auf andere Gebiete, vorzugsweise in die Gegenwart.

Der logische Verstand kann die Weisheit, ja die Notwendigkeit, aus der Gewohnheit auszubrechen, erkennen. Sorgen erzeugen Angst, und Angst reduziert die geistigen und körperlichen Kräfte. Damit reduzieren Sie auch Ihr Kraftpotential für den Fall einer wirklich eintretenden Gefahr.

Sich zu sorgen, ist also geradezu gefährlich!

Probleme zu lösen, in die Zukunft zu projizieren, sich vorzustellen, was vielleicht passieren könnte, sind alles völlig normale und wertvolle geistige Aktivitäten. Die entscheidende Frage ist nur, ob Sie damit Angst und Stress in Ihrem Körper erzeugen. Es ist natürlich an Ihnen, diese Frage für sich selbst zu beantworten. Beginnen Sie, sich in den nächsten Tagen zu beobachten.

Versuchen Sie, jedesmal, wenn Sie sich dabei ertappen, in Sorge zu sein, in einem Zustand von Angst, Depression oder Stress, in diesem Zustand die Gefahr zu erkennen. Sobald Sie die Gefahr erkennen, werden Sie natürlicherweise beginnen, sie zu vermeiden.

Sobald Sie die Gefährlichkeit des Sich-sorgens erkannt haben, werden Sie ganz automatisch handeln! Sie werden erleben, dass Sie plötzlich die Energie haben, etwas zu tun, um die Gefahr zu vermeiden.

Und natürlich wird die Handlung, die Sie vornehmen, eine geistige Handlung sein – Sie werden Ihr Bewusstsein auf die Gegenwart zurücklenken, sich besser fühlen, und dann weiter Ihrem Tagesablauf nachgehen. Sie werden diese Handlung einige Male bewusst vollziehen müssen, bis das Gewohnheitsmuster dekonditioniert ist. Dadurch, dass Sie sich besser fühlen, sobald Sie sich der Gegenwart zuwenden, werden Sie aber schon von Natur aus anfangen, diesen Zustand vorzuziehen, und sich so leichter von der Gewohnheit des Sich-sorgens lösen.

Natürlich ist dies leichter gesagt als getan. Ich verkenne durchaus nicht die Schwierigkeit, sich aus derart tief verwurzelten Gewohnheiten zu lösen, und möchte nicht mit unangebrachter Leichtigkeit über dieses Problem, das sehr viele unter uns betrifft, hinweggehen. Ich möchte Ihnen aber zeigen, wie Sie sich trotzdem von dieser Gewohnheit lösen können.

Grundsätzlich richtet jede Art physischer Bewegung Ihre Gedanken auf den gegenwärtigen Augenblick. Zusätzlich sind die vier Atemübungen, die Sie bereits kennen, von grossem Wert. Wenn Sie die Bewegungsübungen nicht machen können oder sich mit dem Problem auf mehr meditative Weise beschäftigen möchten, sollten Sie sich auf die entsprechenden Entspannungs- und Meditationsübungen konzentrieren.

Abschliessend möchte ich Ihnen hier eine Übung zeigen, die zu den schon etwas fortgeschrittenen Übungen zählt. Sie kommt aus der Jungschen Tradition und hilft, die geistigen, emotionalen und intuitiven Empfindungs-Aspekte Ihrer Persönlichkeit zu integrieren. Es sind dies die vier Grundfunktionen, die unserem Bewusstsein zugänglich sind, und wir bemühen uns, als einen hohen Grad von Integration, alle vier gleichzeitig bewusst zu erleben.

Als ich vor zwanzig Jahren mit Humphrey Osmond in der Hypnoseforschung arbeitete, vermittelte er mir einige tiefe Einsichten, die er als Schüler von C. G. Jung erhalten hatte. Davon ausgehend habe ich die

Grundkonzepte weiterentwickelt und sie zusammen mit der Atemintegration in die Form einer sehr einfachen Übung gebracht:

Beim Einatmen denken Sie das Wort «Gedanken»
Beim Ausatmen denken Sie das Wort «Gefühl»
Beim nächsten Einatmen denken Sie das Wort «Empfindung»
Beim Ausatmen denken Sie das Wort «Intuition».

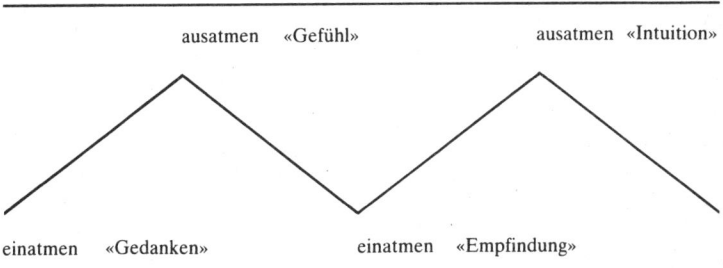

ausatmen   «Gefühl»   ausatmen   «Intuition»

einatmen   «Gedanken»   einatmen   «Empfindung»

Beachten Sie, dass Sie bereits denken, wenn Sie mit dieser Übung beginnen, deshalb liegt es nahe, sich zunächst darauf zu konzentrieren.

Beim Ausatmen ist es dann natürlich, sich dem Wort «Gefühl» zuzuwenden, einschliesslich des Drucks jener Gefühle, die Sie im Moment in sich gestaut haben und dabei herauslassen können.

Während des folgenden Einatmungszyklus bringt Sie die Empfindung der in Ihre Lungen einströmenden Luft auf eine Ebene bewusster Sinneswahrnehmung, die Ihren gesamten Körper miteinschliesst.

Und mit dem letzten Ausatmungszyklus erleben Sie das, was wir Intuition nennen, und was in Wirklichkeit eine höhere Funktionsebene ist, die alle drei vorangegangenen Zustände einbezieht. Dies scheint ein Zustand zu sein, in dem in einer Art fortgeschrittener Evolution die gesamte Gehirnkapazität aktiviert ist.

Das Denken, welches den Gebrauch von Symbolen beinhaltet, ist der kognitive Aspekt unserer Erfahrung. Gefühl schliesst die instinktiven Erfahrungen ein, die viel tiefer in unserer menschlichen Erbmasse wurzeln. Empfindungen beinhalten unser bewusstes Körpergefühl in Beziehung zur äusseren Umwelt. Und Intuition ist das Erleben eines Zustandes spiritueller Öffnung.

Für diese Übung brauchen Sie nicht länger als ein oder zwei Minuten. So wenig Zeit nimmt diese wichtige Meditation in Anspruch. Ich schlage vor, dass Sie sie dafür mindestens ein paar Wochen lang mehrmals täglich durchführen, um wirklich ihre volle Tiefe zu erleben. Setzen Sie sich ruhig hin, atmen Sie durch die Nase, werden Sie sich Ihrer Atmung bewusst, und dann lassen Sie Ihren Geist sich anstrengungslos dem Wort «Gedanke» zuwenden. Sprechen Sie das Wort unhörbar zu sich selbst, so dass Sie es auf Ihrer Zunge spüren, und sagen Sie es langsam, damit es Sie so vollständig ausfüllt, dass keine anderen Gedanken dazwischen kommen können.

KAPITEL NEUN

Meditation und spirituelle Entwicklung

Bewusstseinserweiterung
Traditionelle Atemmeditationen
Säkulare Atemintegration

In nahezu allen religiösen Traditionen dieser Welt ist die Atmung unabdinglicher Bestandteil von Theologie und rituellen Bräuchen. In einigen Traditionen, wie zum Beispiel Zen Buddhismus, Yoga und Sufismus, werden bestimmte Atemweisen direkt dazu benutzt, höhere Zustände spirituellen Bewusstseins zu erreichen.

Ich möchte Ihnen in diesem Kapitel einige der Grundatemübungen vorstellen, die zum traditionellen Erbe der Weltreligionen gehören. Danach werden Sie Übungen kennenlernen, die erst in letzter Zeit entwickelt wurden mit dem Ziel grundsätzlicher Bewusstseinserweiterung, welche allen spirituellen Erfahrungen zugrundeliegt, ohne aber auf irgendeine Weise an ein bestimmtes Dogma oder eine bestimmte Religion, die Sie von der direkten Erfahrung trennen würden, gebunden zu sein.

Wir beginnen mit dem chinesischen Taoismus und dessen Entwicklung zum Zen-Buddhismus in Japan. Die Chinesen sind ein sehr pragmatisches Volk, deren Atemtechniken eine realitätsorientierte Lebenseinstellung widerspiegeln. Die Zen-Übungen sind sich darin sehr ähnlich. Der Weg zur Erleuchtung ist in Wirklichkeit überhaupt kein Weg. Es besteht «keine Notwendigkeit, irgendwohin zu gehen oder irgend etwas zu tun», um einen höheren Zustand spirituellen Bewusstseins und Einheit mit Gott zu erlangen.

Im Zen beobachten Sie einfach Ihren Atem, wie wir es durch diese Erörterung hindurch getan haben. Indem Sie sich so auf Ihre Lebenskraft konzentrieren, wird Ihr Bewusstsein sich erweitern.

Diese Einfachheit scheint die Essenz unseres psychologischen Wissens widerzuspiegeln. Statt Zukunftsziele zu schaffen, die immer Illusion sind, fordert die Zenlehre dazu auf, sich vollständig auf das gegenwärtige Erleben zu konzentrieren, Kontakt zu der Person zu suchen, die Sie in diesem Augenblick sind. Dies impliziert, dass wir uns bereits im höchsten Bewusstseinsstadium befinden – und uns dessen nur noch nicht gewahr sind. Zen-Beobachtung des Atems ist Selbstentdeckung, keine Technik, mit deren Hilfe man «Fortschritte macht». Man muss nur tief genug in die wahre Natur des eigenen Ich hineinsehen, um Gott in sich selbst zu entdecken.

Dieses einfache Innehalten und in sich hineinsehen aber ist für die meisten unter uns sehr schwierig. Wir sind so stark mit äusseren Aktivitäten beschäftigt, dass wir nur selten den passiven Akt des Reflektierens geschehen lassen.

Ich möchte kurz auf die Hauptursache dieses Vermeidungsverhaltensmusters, das hauptsächlich in christlichen Kulturkreisen zu finden ist, eingehen, und Sie können dabei für sich selbst entscheiden, ob dieses Verhaltensmuster auf Sie zutrifft.

Zweitausend Jahre lang war die vorherrschende Macht, die die Menschen konditionierte, in der westlichen Welt die christliche Kirche. Was finden wir, wenn wir die menschliche Natur aus der Sicht des Christentums betrachten? Wir stellen fest, dass wir allesamt als Sünder geboren sind, dass das Menschengeschlecht irgendwie in göttliche Ungnade fiel, die wir erblich mittragen, und dass wir hoffnungslos verloren sind ohne die rettende Vergebung Christi. Wir werden schuldig und als sündhafte Naturen in diese Welt hineingeboren.

Obwohl ich manche Aspekte der christlichen Tradition ausserordentlich hoch achte, kann ich für ein religiöses System, das unschuldige Kinder dahingehend konditioniert zu glauben, ihre ererbte Natur sei teuflisch, sündig und verdorben, keine Hochschätzung aufbringen. Jene Konditionierung zeigt sich immer wieder in Therapiesitzungen und ist ein Hauptgrund für die Blockierung, die viele Menschen davon abhält, tiefer in ihr Inneres Selbst blicken zu wollen. Wer möchte schon einen Einblick in sein Inneres tun und dort etwas Negatives, Furchtbares erblicken, etwas, dessen man sich schämen müsste?

Die Wahrnehmung der äusseren Welt ist durch unsere Erwartungen und gemachten Erfahrungen konditioniert. Das gleiche passiert zunächst auch, wenn wir nach innen blicken. Wir sehen, was wir zu sehen erwarten. Meine Erfahrung während meiner Tätigkeit in einer Position innerhalb der christlichen Kirche war, dass fast niemand wirklich einmal innegehalten und einen direkten Blick auf jenes verborgene sündige Zentrum, dass wir angeblich alle in uns tragen, riskiert hatte.

Es ist nicht im geringsten meine Absicht, Ihren Glauben zu verletzen. Ich möchte Sie nur dazu ermutigen, einen Blick in Ihr eigenes Inneres zu tun und festzustellen, was Sie in diesem Moment sehen. Darin liegt der Sinn des Beobachtens im Zen. Je tiefer Sie blicken, desto mehr erkennen Sie. Und da dieses Blicken völlig passiv geschieht, ohne jede Anstrengung ausser der, sich auf den Atem zu konzentrieren, kann Ihr Gehirn keine konditionierten Wahrnehmungsweisen auslösen. Sie erleben so nur das wirklich Vorhandene. Und das, was Sie finden werden, wird Ihr eigenes Ich sein.

Wir neigen dazu anzunehmen, dass sich unser Bewusstsein nach oben, nach aussen erweitert. In der christlichen Tradition sind Gott und alle guten Dinge «oben», irgendwo über uns, während die Hölle und alles Teuflische, Negative «unter uns» liegt. Dies reflektiert das griechisch-dualistische Weltbild, das unseren philosophischen Denkmodellen zugrundeliegt.

Im Zen jedoch werden Gegensätze wie «oben» und «unten», «hell» und «dunkel» als gleichwertige Teile eines Gesamten angesehen. Diesen Aspekt des «oben» und «unten» möchte ich nun in das zenmässige Beobachten des Atems miteinbeziehen.

Atmen besteht aus Einatmen (nach oben) und Ausatmen (nach unten). Eines kann ohne das andere nicht existieren. Gleichermassen müssen wir ebenso «nach oben» wie «nach unten» schauen, wenn wir über unsere Atmung meditieren. Der Trick hierbei besteht darin, dass Sie, ohne Ihr Erleben mit einem Urteil zu versehen, einfach nur beobachten und sehen, was die Realität Ihrer Existenz ist.

Ich stelle Ihnen nun eine Übung vor, die eine Variation einer Zen-Übung ist, die ich selbst vor Jahren erlernt habe, und ich hoffe, dass Sie in ihr die Höhen und Tiefen, über die wir gesprochen haben, finden werden. Setzen Sie sich auf einen relativ harten Stuhl oder Sessel, und zwar so, dass Ihre Füsse festen Bodenkontakt haben. Bewegen Sie das Becken hin und her, bis Sie die richtige Stellung finden, in der Sie sich so aufrecht halten können, dass Sie sich in perfekter Harmonie mit der Schwerkraft befinden. Im Finden dieser perfekten Ausrichtung auf das Zentrum des Planeten (mit Hilfe der Schwerkraft) liegt der wirkliche Beginn der Meditation, nehmen Sie sich also Zeit, verschiedene Sitzpositionen durch unterschiedliche Beckenbewegungen auszuprobieren.

Wir alle sind vollkommen abhängig von der Schwerkraft. Es ist dies eine solch grundlegende Kraft, die ununterbrochen auf uns einwirkt, dass wir uns meist ihrer bestimmenden Rolle in unserem Leben gar nicht bewusst sind. Und die Wissenschaft kann noch immer nicht definieren, was Schwerkraft denn eigentlich ist.

Eine Meditation jedoch, die den Faktor der Schwerkraft nicht miteinbezieht, wird niemals eine vollständige Meditation sein können. Wenn wir uns unser selbst bewusst werden, können wir dies nicht losgelöst von der Erkenntnis unserer Beziehung zu diesem Planeten tun. Diese Erkenntnis steht immer am Anfang. Sie müssen wir erfahren und akzeptieren, um eine Entwicklung irgendeiner Art beginnen zu können.

Bewegen Sie also Ihr Becken vor und zurück, bis Sie die Stelle finden, in der Sie im perfekten Gleichgewicht sind. Dies mag zuerst schwierig sein, wenn Sie zum Beispiel, durch eine gehemmte Atemweise beeinflusst, gewöhnlich ein hohles Kreuz machen. Versuchen Sie aber die Übung trotzdem regelmässig, und irgendwann werden Sie das angenehme Gefühl und die Erleichterung empfinden, die eintritt, wenn Ihr Körper völlig mit der Schwerkraft in Einklang steht, so dass Ihre Wirbelsäule mit nur minimaler Unterstützung der Rückenmuskulatur aufrecht gehalten wird.

Wenn Sie sich nun auf Ihre Atmung konzentrieren, wird Ihr Erleben völlig verändert sein. Auch Ihre Atmung findet unter dem Zug der Schwerkraft statt, und diese Haltung, in der Sie sich mit dieser Kraft in völliger Harmonie befinden, wird eine allgemeine Erweiterung Ihres Bewusstseins bewirken. Sie werden Ihren eigenen Schwerpunkt in Zusammenklang mit dem Schwerpunkt des Planeten finden. Dies geschieht von Natur aus, wenn Sie sich über eine etwas längere Zeit hinweg mit Zen-Beobachtung beschäftigen, denn indem Sie sich mehr und mehr Ihres Körpers bewusst werden, bemerken Sie auch immer bewusster die Schwerkraft.

Das innere Zentrum, oder wie man sagt, die innere Mitte, das innere Gleichgewicht zu finden, ist das erste Ziel jeder Meditation. Und wenn Sie sich auf den Mittelpunkt des Planeten ausrichten, wird es Ihnen viel natürlicher und leichter werden, Ihr inneres Zentrum zu finden. Sitzen Sie nun für ein paar Augenblicke, die Wirbelsäule aufrecht im Einklang mit der Schwerkraft, und lassen Sie bei jedem Ausatmen Ihr Bewusstsein nach unten strömen, als würden Sie unendlich tief nach unten gezogen zum Mittelpunkt des Planeten. Es ist dies einer der tieferen Aspekte des Ausatmens, und der Grund, weshalb Sie beim vollständigen Ausatmen in sich selbst ruhend «festen Boden unter den Füssen haben».

Beim Einatmen fühlen Sie, wie Sie sich mit uneingeschränkter Freiheit nach oben ausweiten, und beim Ausatmen geben Sie sich dem Zug der Schwerkraft hin, so dass Sie Ihren eigenen Mittelpunkt im Mittelpunkt der Erde finden. Versuchen Sie es sechs Atemzüge lang, und beobachten Sie, was Sie fühlen.

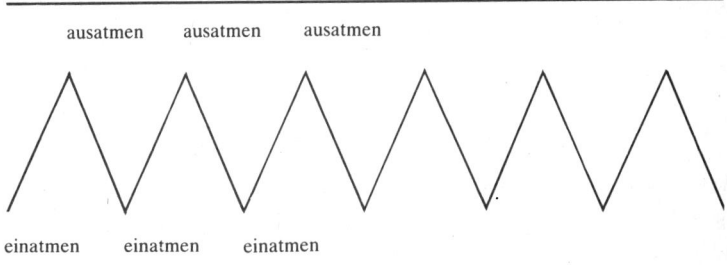

Soweit ich in dem Zenkloster, in dem ich mich eine Zeitlang aufhielt, lernte, ist im Zen das völlig natürliche Erleben gleichzeitig das der tiefsten Spiritualität. Unseren Körper innerhalb des magnetischen Kraftfeldes der Erde zu erfahren, ist eines der am stärksten auf den Menschen wirkenden Erlebnisse. Und das natürliche Auf- und Abpulsieren unserer Atmung ist etwas, das jede unserer Tätigkeiten unser gesamtes Leben hindurch begleitet. Diese Grunderlebnisse können uns auf unsere innere Mitte hinführen und unseren Körper mit den Kräften, die ihn bestimmend beeinflussen, in Harmonie bringen.

Die Essenz der Atemtechniken im Zen-Buddhismus liegt darin, dass wir uns dazu entscheiden, im Hier und Jetzt zu sein und unseren Geist auf die Realität der Tatsache zu lenken, dass wir lebende Organismen auf diesem Planeten sind. Sobald dieses Grundbewusstsein einmal erreicht ist, kann das Bewusstsein sich auf noch andere Gebiete erweitern. Es gibt jedoch keine Worte oder Bücher, die eine solche Erfahrung erläutern könnten, und so will ich Sie mit dieser Anfangsmeditation der Zen-Atembeobachtung alleinlassen und Ihnen nur einfach den Rat geben: machen Sie sie so oft wie möglich!

Gehen Sie nun noch einmal durch diesen Zyklus von sechs Atemzügen und beobachten Sie, was Sie dieses Mal erleben. Die Schönheit der Meditation liegt darin, dass wir jedesmal eine neue Realität erfahren. Ohne diesen Grundaspekt der ständigen Veränderung gäbe es kein Wachstum und keine Entwicklung.

Wenn wir uns von Japan und China aus nach Westen wenden, kommen wir zu den Bergen des Himalaja, der Heimat des Tantra-Buddhismus. Hier finden wir ausserordentlich hoch entwickelte Atemtechniken, die von solchen Hindumeistern der Yogatradition wie Buddha selbst entwickelt wurden. Hier finden wir, im Gegensatz zur einfachen «Beobachtung» des Zen und Taoismus, Übungen höchster Disziplin, welche die Atmung mit dem Ziel, bestimmte Bewusstseinszustände zu erzeugen, kontrollieren.

Die westliche Wissenschaft steht gerade am Beginn der Erforschung der uralten Weisheiten und psychologischen Feinheiten dieser Atemtechniken des Yoga und Tantra. Zum Beispiel gab es seit tausenden von Jahren die Erfahrungstatsache, dass durch alleiniges Atmen durch das linke Nasenloch die linearen, kognitiven Denkprozesse und die Vorstellungskraft des Gehirns stimuliert werden. Die Gehirnforschung hat dies erst kürzlich bewiesen.

Forschungen wie diese verleihen den Yogapraktiken wissenschaftliche Beweiskraft. Institute wie zum Beispiel das Himalayan Institute in Pennsylvania sind mit dieser Art Forschung beschäftigt. Bemerkenswert aber ist, dass die Yogameister fähig waren, allein durch direkte innere Selbsterfahrung jene grundsätzlichen Zusammenhänge zwischen Atmung und Gehirn zu erkennen, die wissenschaftlichen Experten noch heute Rätsel aufgeben.

Lassen Sie uns selbst erfahren, was bei Anwendung verschiedener Atemmuster passiert. Sitzen Sie möglichst aufrecht wie in der Zenmeditation beschrieben, aber zwingen Sie sich nicht zu dieser Sitzweise, wenn es unbequem erscheint. Wenn Sie ab und zu die verschiedenen Beckenbewegungsübungen dieses Buches machen, werden sich Becken und Wirbelsäule nach und nach lockern, so dass Sie diese aufrechte Sitzhaltung schliesslich als natürlich und energievoll empfinden werden.

Legen Sie einen Daumen über ein Nasenloch und einen Finger der gleichen Hand über das andere, und wechseln Sie nach einem Atemzyklus durch nur ein geöffnetes Nasenloch zum anderen über. Machen Sie dies sechs Atemzüge lang, drei Atemzüge pro Seite, und beobachten Sie, was Sie empfinden.

Nun atmen Sie normal durch beide Nasenlöcher und beobachten sechs Atemzüge lang, welche neuen Empfindungen Sie in Ihrer Nase und bezüglich Ihrer Atmung allgemein spüren. Achten Sie auch darauf, ob Sie ungeduldig werden, ob Sie Ihre Aufmerksamkeit von der Atmung wegführen wollen. Beobachten Sie Ihren Widerstand, sich den Gefühlen, die durch diese Atemweise geweckt werden, zu stellen.

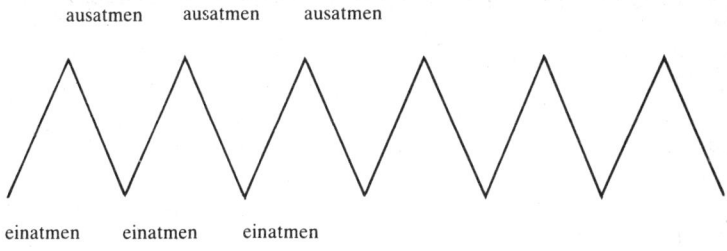

ausatmen   ausatmen   ausatmen

einatmen   einatmen   einatmen

Der Weg spiritueller Entwicklung ist häufig, in der Terminologie der traditionellen amerikanischen Indianer ausgedrückt, der Weg eines Kriegers. Wenn Sie beginnen, Ihr Inneres zu erforschen, werden Sie unvermeidlicherweise auch Bereichen begegnen, die Sie lieber vermeiden würden. Sie werden Gefühle wie Beklommenheit, Besorgnis und Ablehnung empfinden. Sie werden das Gefühl haben, dass es Zeitverschwendung sei, sich auf die Atmung zu konzentrieren, dass dort ohnehin nichts anderes zu finden sei als ein nichtssagendes Gefühl von ein- und ausströmender Luft. Sie werden plötzlich ungeduldig und sogar wütend werden.

Dies sind Vermeidungs-Verhaltensmuster, von denen ein Krieger weiss, dass er sich ihnen stellen muss, statt vor ihnen wegzulaufen. Sie begegnen etwas, das Sie als Gefahr wahrnehmen, etwas tief in Ihrem Inneren, vor dem Sie gewohnheitsmässig davongelaufen sind wie ein ängstliches Kind, ohne sich jemals umzudrehen, um zu sehen, ob das Ungeheuer Sie immer noch verfolgt.

An diesem Punkt verbindet sich spirituelle Entwicklung und Meditation plötzlich mit Persönlichkeitswachstum. Wir alle haben die Monster und Ungeheuer der Kindheit in Gefängnisse und Verliesse gesperrt, wo wir sie für immer hinter Verschluss halten möchten, um ihnen niemals wieder begegnen zu müssen. Im Verlauf der Meditation, im Verlauf dieser einfachen Atemübungen aber werden Sie all diesen erschreckenden Dingen, die Sie verborgen gehalten hatten, wieder begegnen. Dies gehört zum Prozess der Bewusstseinserweiterung. Sie können Ihr Bewusstsein, jedenfalls durch diese Übungen, nicht nur auf bestimmten, abgeschlossenen Gebieten erweitern. Sie müssen sich allem stellen, was Sie in Ihrem Inneren finden, es ansehen und sich dann davon lösen. Wenn Sie aber nicht hinsehen, werden Sie niemals die Wirklichkeit hinter Ihrer konzeptionellen Erwartung erkennen. Die Ungeheuer sind fast alle verschwunden, aber Sie erwarten ihnen zu begegnen und vermeiden es daher, überhaupt hinzusehen.

Dieser Meditationsvorgang ist essentiell wichtig zum Erreichen einer wirklichen Angstverminderung, da Sie ohne diesen Vorgang Ihr Leben lang eine Sammlung von Ungeheuern und angsteinflössenden Erwartungen mit sich herumtragen, die nichts als einfache Phantasieprodukte Ihrer kindlichen Vorstellungskraft sind.

Wenn Sie also merken, dass Sie Übungen wie die zuletzt beschriebene Atemmeditation am liebsten vermeiden würden, versuchen Sie, statt dessen zu sehen, was es ist, das Ihnen Angst macht. Seien Sie nicht zu hart mit sich. Erlauben Sie sich, Dinge zu vermeiden, wegzulaufen, abzulehnen. Aber seien Sie sich bewusst, dass Sie es tun. Und wenn Sie sich irgendwann stark genug fühlen, ändern Sie dieses gewohnheitsmässige Verhaltensmuster und stellen Sie sich dem, was Ihnen Angst macht. Sie werden erleben, dass das Gefühl, die eigene Mitte gefunden zu haben, Ihnen im Prozess, sich Ihren Gefahren zu stellen, von grosser Hilfe sein wird. Wenn Sie von Grund auf mit der Schwerkraft in Harmonie stehen, Ihre Füsse auf dem Boden fühlen und stark und kräftig ausatmen, wird es Ihnen viel leichter fallen, als wenn Sie sich hauptsächlich auf die Ausatmung konzentrieren. Zur Erweiterung des Bewusstseins ist beides gleichermassen notwendig.

Dies ist eine wichtige Tatsache. Wir erweitern uns tatsächlich in zwei Richtungen gleichermassen. Wir nähern uns gleichzeitig unserem inneren Zentrum und erweitern unser Bewusstsein nach aussen den Grenzen des Universums zu.

Zurück zum wechselseitigen Atmen. Wir können innerhalb dieser Übung unterschiedliche Atemmuster anwenden und so verschiedenartige Meditationen erleben. Versuchen Sie folgendes: Atmen Sie sechsmal durch die linke Nasenhälfte ein und durch die rechte aus.

linke Seite einatmen
rechte Seite ausatmen

Nun atmen Sie wieder sechs Atemzüge lang normal und achten dabei auf Ihre Empfindungen. Sie sollten diese Übungen vorzugsweise mit geschlossenen Augen machen. Nun atmen Sie genau umgekehrt.

rechts einatmen
links ausatmen

Atmen Sie wieder normal und beobachten Sie Ihre Empfindungen. Achten Sie auf jeden Fall darauf, vollständig auszuatmen.

Wir kommen nun zu einer anderen Yogaübung, bei der der Atemrhythmus selbst manipuliert wird. Eine Variation dieser Übung für Entspannung haben wir bereits kennengelernt. Wir sehen uns nun eine intensivere Form dieser Übung an und beobachten, was dabei geschieht.

Wir versuchen folgenden Rhythmus:

Schnelles Einatmen durch die Nase für zwei Zeiteinheiten
Den Atem anhalten für vier Zeiteinheiten
Ausatmen für sechs Zeiteinheiten
Ausgeatmet bleiben für sechs Zeiteinheiten

Atmen Sie nach diesem Rhythmus etwa zehnmal, oder einfach solange Sie möchten. Wählen Sie für das Zählen eine Geschwindigkeit, die Ihnen angenehm ist, so dass Sie genügend Luft bekommen, andererseits aber den Atem nicht zu lange anhalten. Atmen Sie nur durch die Nase (eine Yoga-Regel) und achten Sie auf vollständige Ausatmung. Schliessen Sie beim «anhalten» die Stimmbänder, auf diese Weise ist der Luftweg völlig verschlossen und das Innehalten in dieser Stellung wird Ihnen leichter fallen.

Was haben Sie erlebt? War es ein angenehmes Gefühl, während des Ausharrens in ausgeatmeter Stellung «Hunger» nach Luft zu spüren und war die Einatmung danach spontan, anstrengungslos und schnell? Haben Sie in den verschiedenen Phasen des Zyklus Veränderungen Ihres Bewusstseinszustandes beobachtet? Durch diese Übung lernen Sie zu sehen, wie ein solcherart veränderter Atemrhythmus sich auf Ihr Bewusstsein auswirkt. Solche Atemübungen sind sehr nützlich zur Entspannung und zur Beruhigung der Gedanken. Sie führen Sie ausserdem in unterschiedliche veränderte Bewusstseinszustände. Im Übungsteil werden Sie Vorschläge für verschiedene Rhythmen finden. Und jetzt beobachten Sie bitte wieder Ihre Atmung, ohne jede Kontrolle, und fühlen Sie den Unterschied zwischen den beiden letzten Übungen.

In Zusammenhang mit solchen Atemtechniken, die Geschwindigkeit und Rhythmus der Atmung kontrollieren, benutzen die meisten religiösen Traditionen auch Gesang, um einen ekstatischen Bewusstseinszustand zu erreichen.

Gesang ist offensichtlich eine kraftvolle Atemübung, bei der die

Stimme dazu benutzt wird, während der Ausatmung den gesamten Körper und besonders die Knochen vibrieren zu lassen. Den Worten selbst werden dabei häufig mystische Kräfte zugeschrieben, sie dienen dazu, die kognitiven mit den emotionalen und spirituellen Zentren zu verbinden.

Gesang erzeugt natürlich einen bestimmten Atemrhythmus durch den Rhythmus des Gesungenen, der die Ein- und Ausatmung kontrolliert. Singen beinhaltet gewöhnlich eine schnelle Einatmung mit stark verlangsamter Ausatmung.

Wir beginnen mit dem einfachsten Gesang, der wieder aus der Hindutradition kommt, aber auch im gesamten Orient zu finden und sogar bei uns recht bekannt ist. Es ist der gesungene Laut «OM», oder phonetisch korrekter: **«Aaaaooooouuuuuummmmmmmmmmmmm»**

Sie beginnen, indem Sie durch die Nase einatmen, und geben dann einen weichen **«Aaaaaaaahhhhhhh»** Laut von sich, in der Tonhöhe, die natürlicherweise aus Ihnen herausströmt. Bei diesem Gesang kann man nach Belieben die Tonhöhe frei wählen und ändern.

Nachdem Sie etwa ein Viertel der Luft für den Laut «Aaahhh» verbraucht haben, ändern Sie für das nächste Viertel Ihre Lippen- und Mundstellung zu einem offenen **«Ooooohhhhhh»**.

Dann gehen Sie über zu **«Uuuuuuuu»** für das dritte Viertel.

Und schliesslich schliessen Sie die Lippen langsam, bis Sie bei geschlossenem Mund mit **«Mmmmmmmmmmmm»** vibrieren. Pressen Sie Ihre Bauchmuskeln zusammen, um völlig alle Luft aus sich herauszudrücken. Dieses vibrierende Ausatmen entspannt die Zwerchfellmuskulatur, falls Sie diese ständig angespannt halten, und Sie werden feststellen, dass Sie Ihren Kopf verändert spüren, angenehm und gelockert.

Wiederholen Sie diesen Gesang einige Male. Probieren Sie, die Laute verschiedenartig zu gestalten, sanft und laut, in der Kehle oder in der Nase vibrierend, so dass Sie die verschiedenen in Ihrem Körper jeweils ausgelösten Empfindungen spüren. Sitzen Sie dann mit geschlossenen Augen und beobachten Sie in klassischer Zen-Weise Ihre Atmung. Fühlen Sie, was sich durch das Singen in Ihnen verändert hat. Möglicherweise «hören» und «fühlen» Sie die Laute noch immer in sich nachschwingen, obgleich Sie vollkommen still sind.

Noch weiter westlich finden wir eine Religion mit grossem Reichtum an Wissen über Atmung und Atemtechniken: Die Sufireligion. Es gibt zahlreiche Sufi-Sekten mit verschiedenen Techniken und Schwerpunkten. Die bewusste Kontrolle der Atmung durch Zählen und Singen aber ist eine bei allen vorherrschende Technik zur Veränderung des Bewusstseinszustandes.

Vielleicht haben Sie von den «tanzenden Derwischen» gehört. Bei diesem Tanz drehen Sie sich mit ausgestreckten Armen im Kreis, Ihre Füsse bewegen sich im Rhythmus der entsprechenden Sufi-Musik. Indem Sie sich auf Ihre innere Mitte konzentrieren, können Sie diese ständigen Drehungen ohne das geringste Schwindelgefühl aushalten und ekstatische Bewusstseinszustände erreichen. Durch ruhiges Atmen ist der Sauerstoffgehalt im Blutkreislauf gleichbleibend, und die schnellen Bewegungen werden durch die Ruhe innerer Sammlung ausgeglichen.

Dieser Tanz aber ist nicht die einzige Atemübung der Sufi-Tradition. Zum Beispiel gibt es auch einen Gesang in Verbindung mit bestimmten Kopfbewegungen. In der folgenden Übung werden Sie sehen, dass ein Hauptziel des Sufi-Gesanges darin besteht, die Atmung über die normalen Grenzen hinaus zu erweitern, wobei Sie sich mit Energie aufladen und sich selbst in einem Zustand erhöhter Vitalität kennenlernen. Dieses Sich-bewegen über die normalen Grenzen hinaus ist in vieler Hinsicht nützlich, und ich möchte Sie dazu ermutigen, die folgende Übung des öfteren zu machen, um in Kontakt mit Ihrer spontanen Energie zu kommen.

Setzen Sie sich bequem hin, wo Sie in der nächsten Zeit nicht gestört werden. Drehen Sie nun den Kopf nach links und lassen Sie ihn dann plötzlich nach hinten und darauf gleich nach vorn fallen, während Sie Ihre Bauchmuskeln kräftig einziehen und mit einem scharfen «Hhhhaaaaa»-Laut alle Luft aus Ihren Lungen pressen. Der Laut kommt plötzlich, explosionsartig und sehr kurz, während Sie Ihr Becken in der Ihnen schon bekannten Weise nach vorn schieben und gleichzeitig alle Muskeln Ihres Körpers anspannen.

Beim Aufrichten atmen Sie plötzlich und so schnell Sie können durch den Mund ein, drehen den Kopf nach rechts und wiederholen die Ausatmungsphase.

Dies wiederholen Sie immer und immer wieder, mit geöffneten Augen, aber ohne auf etwas Bestimmtes zu blicken, und das Heben und Senken des Kopfes geschieht mit schnellen, plötzlichen Bewegungen.

Setzen Sie dies so lange fort, bis Sie sich in einen veränderten Bewusstseinszustand versetzt fühlen. Lächeln Sie und geniessen Sie die Empfindungen und Wahrnehmungen – dies ist wichtig, um Zugang zu der Kraft zu erhalten, die den Bewegungen und Lauten zugrundeliegt!

Auch in Afrika besitzt jede Stammestradition Gesänge, die dazu dienen, den Bewusstseinszustand zu verändern. Tanzen, singen und trommeln sind wohl der menschlichen Psyche von Natur aus eingegeben. Wo immer Sie hingehen, finden Sie Musik. Eine der Einschränkungen des heutigen Lebens besteht darin, dass wir nicht mehr selbst singen – die Technik erzeugt die Musik für uns, und so sind wir zu Zuhörern, zu Publikum geworden, statt selbst teilzuhaben an der magischen Wirkung der Musik und der in ihr enthaltenen Atem- und Bewegungsübungen.

Dies ist ein ernsthaftes Problem. Unsere stimmliche Ausdruckskraft ist stets Teil des Gemeinschaftslebens eines Stammes gewesen. Wir sind Wesen, die traditionsgemäss regelmässig auf diese Weise ihren Bewusstseinszustand ändern. In den letzten hundert Jahren aber sind wir zu einer eher stillen Gesellschaft geworden. Die meisten unter uns gehen nicht einmal mehr zur Kirche, um dort mit anderen zu singen. Vielleicht singen Sie ab und zu unter der Dusche. Im allgemeinen aber ist das Singen heute eher Ausnahme als normales Verhalten.

Sie können dies in Ihrem eigenen Leben bewusst verändern. Niemand hält Sie davon ab zu singen, und die beiden Vokalübungen zum Beispiel stehen Ihnen jederzeit zur Verfügung. Oder singen Sie doch einfach einmal mit Ihren Lieblingsmusikern im Radio mit.

Durch das kraftvolle Ausatmen beim Singen wird der Atemmechanismus aktiviert. Wir brauchen das, um emotionalen Druck zu entlassen, zur körperlichen Kräftigung, und um unsere normalerweise eingeschränkten Denk- und Verhaltensmuster ab und an zu durchbrechen.

An dieser Stelle wollen wir uns von den religiösen Traditionen bezüglich Atmung und spirituellem Wachstum lösen und einfach sehen, welche Atemübungen uns am besten zu der integrativen Erfahrung, über die wir zurückliegend gesprochen hatten, verhelfen.

Joel Kramer stellt in seinem bemerkenswerten Buch *Die Leidenschaft der Erkenntnis* zu unserer spirituellen Evolution klar fest:

«Es ist nicht der Wunsch, sich fortzuentwickeln, der Evolution hervorbringt, sondern das vorbehaltlose Sehen der eigenen Person. Dieses totale Sehen ist das ganze Anliegen der Meditation.»

Die Fähigkeit zu sehen, ohne zu beurteilen, einfach zu sehen, was da ist, ohne sofort anzufangen darüber nachzudenken, ist ebenso Kern der Atemmeditation. Das Spüren der Atmung ist das Fenster, durch das wir klar in die Tiefe unseres eigenen Selbst sehen können.

Versuchen Sie folgende Übung:

Sitzen Sie ruhig und entspannt und richten Sie Ihre Aufmerksamkeit

auf die Atmung durch die Nase. Stellen Sie fest, welches Nasenloch
mehr geöffnet und welches mehr geschlossen ist. Beobachten Sie Ihren
momentanen Atemrhythmus, und spüren Sie die Empfindungen von
der Nase zum Gehirn steigen. In dem Zustand, in dem Sie sich jetzt
befinden, haben Sie Ihr kognitives Bewusstsein mit dem Subcortex, dem
emotionalen, vegetativen, mit der Atmung verbundenen Bereich des
Gehirns, integriert. Die Erweiterung Ihres Bewusstseins hat begonnen.

Mit geschlossenen Augen lassen Sie Ihr Bewusstsein sich nun auf Ihren gesamten Körper ausdehnen. Dies ist ein vollkommen passives Erleben, das keine gedankliche Anstrengung erfordert. Sie werden bemerken, dass beim Einatmen Ihre Aufmerksamkeit sich auf das traditionelle
«Dritte Auge» zwischen den Augen richtet. Die eingeatmete Luft
strömt in diese Richtung und lenkt so die Aufmerksamkeit dorthin. Ein
Gefühl von Friede, innerer Ausgeglichenheit, angenehmen physischen
Empfindungen und der Integration von Körper und Geist stellt sich ein.
Sobald Sie diesen erweiterten Bewusstseinszustand erreicht haben (das
kann beim erstenmal oder auch beim hundertstenmal geschehen, der
Zeitpunkt ist nicht wichtig), werden Sie eine weitere Stufe der natürlichen Erweiterung Ihres Bewusstseins erkennen: Sie können Ihr Bewusstsein über Ihren Körper hinaus auf den gesamten Raum, in dem Sie
sich befinden, ausdehnen. Ihr Körper hat ein Volumen, das Sie mit Ihrem Bewusstsein erfüllen, wenn Sie sich Ihres gesamten Körpers auf
einmal bewusst sind. Nun, da Sie sich des gesamten Raumes bewusst
sind, füllen Sie auch das Volumen dieses Raumes, als würde Ihr Bewusstsein wirklich die Luft mit einem unsichtbaren Gas durchdringen.
Dies ist eine Erfahrung, die uns allen offensteht. Aber wir neigen dazu,
unser Bewusstsein einzuschränken, der Ängste wegen, denen wir alle in
unterschiedlichem Ausmass unterliegen. Wir alle haben jedoch Mo-
mente des Glücks, des Sich-öffnens, der Freude erfahren, in denen die
Grenze zwischen uns und unserer Umgebung sich auflöst.

Viele Menschen öffnen sich zum Beispiel in der Kirche so weit, dass
sie das Volumen des Gebäudes erfüllen und einen Zustand von Frieden
und innerem Glück erleben. Es ist allerdings nicht das Kirchengebäude
oder der theologische Aufbau der Religion, die diese Erfahrung hervorrufen – es ist die einfache Erweiterung des Bewusstseins der einzelnen
Person, und diese kann jederzeit und überall stattfinden.

Sobald Sie aber die Wahrnehmung der durch die Nase strömenden
Luft verlieren, fällt meist alles zusammen, und Sie finden sich wieder mit
Gedanken beschäftigt, im Kopf. Die Fähigkeit, den Sie umgebenden

Raum zu empfinden, Ihr Bewusstsein über die Grenzen Ihrer Person hinaus zu erweitern, erfordert Ihre aktive Teilnahme.

Sie atmen den Raum um Sie herum ein und nehmen in Ihren Lungen und in Ihrem gesamten Körper die Bestandteile der Luft auf. Tatsächlich also durchdringt der äussere Raum Sie ständig. Und jede Ausatmung ist Ihre aktive Bewegung in den Raum hinaus. Sie geben einen Teil Ihrer selbst nach aussen. Durch das Beobachten Ihrer Atmung kommen Sie mit dieser Realität in Kontakt – solange Sie atmen, gibt es keine Trennung zwischen Ihnen und der Umgebung. Sie können Ihr Bewusstsein sogar noch weiter ausdehnen. Der nächste Schritt ist, die Stadt oder weitere Umgebung, in der Sie leben, mit aufzunehmen. Als nächstes tun Sie das mit dem gesamten Planeten, und natürlich erstrecken Sie Ihr Bewusstsein dann weiter über das Universum hinaus. An diesem Punkt erscheint Buddha vor Ihnen und bietet Ihnen sein Willkommen im Nirvana. Oder Sie öffnen Ihre Augen wieder, beobachten weiter Ihre Atmung und gehen Ihrem Tagesablauf nach.

Ich habe in anderen Büchern viel über das Sehen und die emotionalspirituellen Aspekte klaren Sehens geschrieben, ebenso wie über die emotionalen Ursachen von Kurzsichtigkeit. Ich flechte dies hier nochmals ein, weil ich Ihnen eine bestimmte Meditation vorstellen möchte, die Sehen mit Atmen verbindet. Ich nenne diese Übung «Das Atmen durch die Augen», und subjektiv erleben Sie es genau so. Sie verbinden das Sehzentrum mit dem Atemzentrum, indem Sie sich auf beide körperlichen Funktionen gleichzeitig konzentrieren. Möchten Sie es versuchen?

Diese Übung ist eine weitere Möglichkeit, die emotionale und spirituelle Beziehung zu ihrer Umwelt zu fühlen. Ausserdem trägt Sie zur Verminderung angstbezogener Atemmuster bei.

Beim Einatmen nehmen wir die Umgebung in uns auf. Dies erfordert Vertrauen (die Luft könnte schliesslich vergiftet sein, und die emotionale Atmosphäre ebenso) und Hingabe. Etwas in uns aufzunehmen, erfordert, uns der Natur dessen, was wir in uns hineinlassen, hinzugeben. Wir öffnen uns und erlauben der Aussenwelt, auf uns einzuwirken. Die Tätigkeit dieser Übung besteht in gleichzeitigem Sehen und Atmen. Wir nehmen gleichzeitig die uns umgebende Luft und einen visuellen Eindruck der Umwelt in uns auf.

Die meisten Menschen blockieren entweder die mit Empfindsamkeit und Verletzlichkeit verbundene Einatmung, oder umgekehrt die Ausatmung, bei der wir auch durch die Augen die Kraft unserer Persönlichkeit nach aussen senden. Wie steht es bei Ihnen?

Beim Ausatmen verleihen Sie Ihrer Persönlichkeit aktiven Ausdruck. Auch Ihre Augen drücken etwas von Ihnen aus, senden Ihre inneren Gefühle nach draussen. Wie allgemein bekannt ist, braucht man jemandem nur in die Augen zu sehen, um seine Gefühle zu kennen.

Wir entlassen Energie durch die Augen ebenso wie durch den Mund, und diese Energie ist oft sehr emotionsgeladen. Wir sagen zum Beispiel: «Wenn Blicke töten könnten», oder «Aus ihren Augen strömte eine Wärme, die den härtesten Stein erweichen könnte». Wut und Liebe, Freude und Trauer strömen auch durch die Augen hinaus.

Wie aber nun, wenn Sie als Kind dafür bestraft wurden, Ihre Wut auszudrücken? Wenn Sie Ihre Aggression durch die Augen, durch Blicke ausdrückten, wurden Sie dafür ebenso bestraft. Wir wissen bereits, was daraufhin geschehen ist. Wir blockierten den Ausdruck in unseren Augen, und inzwischen ist uns dies zu einer unbewussten Gewohnheit geworden. Diese Art Hemmungen sind ebenso häufig wie Stimm- oder Atemhemmungen.

Wie steht es mit Ihnen? Können Sie Wut oder Freude durch Ihre Augen ausdrücken, oder sind Ihre Augen gefühllos, verspannt, ohne Energie? Denken Sie eben darüber nach, und beginnen Sie dann mit der Übung.

Fühlen Sie beim Einatmen die Luft durch Ihre Nase einströmen und die Aussenwelt durch Ihre Augen in Sie eindringen.

Beim Ausatmen erfolgt das Gegenteil. Es ist sehr wichtig, dass wir ebenso durch die Augen ausatmen. Viele Menschen nehmen ständig durch die Augen auf, aber senden niemals Energie durch sie aus. Dies führt dazu, dass wir uns mit visuellen «Eindrücken!» überladen, was zu einem Energiestau führt, der irgendwann überwältigend wird, so dass wir dann dazu neigen, auch das Aufnehmen durch die Augen zu blockieren. Wir müssen also beim Ausatmen den Prozess umkehren und unsere eigene Energie und Gegenwart in die Aussenwelt hinaussenden.

Atmen Sie aus und fühlen Sie dabei den Energiestrom aus Ihren Augen fliessen. Sie werden das Atmen durch die Augen empfinden wie Wellen, die in einem pulsierendem Rhythmus kommen und gehen.

Fühlen Sie beim Ausatmen Ihre persönliche Stärke. Fühlen Sie, dass Sie hart werden und sich verteidigen können, und lassen Sie die Welt wissen, dass Sie stark sind. Senden Sie Ihre Kraft nach aussen. Versuchen Sie es.

Beim Einatmen wiederum fühlen Sie den emotionalen Gehalt des visuellen Eindrucks.

Dann atmen Sie sofort wieder aus, ohne zwischendurch zu pausieren, und senden Ihre Reaktion auf das Empfangene nach draussen.

Die Gegensätze sind Sensitivität und Stärke.

Das Betrachten von Kunst zum Beispiel ist eine Art des Einatmens. Wir nehmen das Bild in uns auf und lassen es in uns wirken. Dann aber ist eine Entladung erforderlich, oder wir bleiben mit diesen Eindrücken gefüllt und können nichts weiteres mehr in uns aufnehmen. Hierin offenbart sich die Natur des menschlichen Lebens. Wir müssen aufnehmen, erleben, lernen und die Anregung geniessen, und dann **müssen** wir unsere Energien, Reaktionen, den Ausdruck unseres Empfindens in die Welt hinaussenden.

KAPITEL ZEHN

Atmung und sexuelles Erleben

Die Psychologie des Sich-Hingebens
Sexuelle Hemmungen
Beckenatmung und Orgasmus

Ungeachtet unseres hohen Grads kultureller Entwicklung und Distanz zur animalischen Natur gehört der Bereich der Sexualität unbedingt zur menschlichen Persönlichkeit. Die sexuelle Reaktion gehört ebenso zur menschlichen Natur wie die Atemreaktion. Sie ist mit den begleitenden Atemmustern sogar unabdingbar verbunden.

Und sie ist ebenso durch unsere kulturell bedingte Erziehung beeinflusst und konditioniert, wie wir es zum Beispiel schon bei der Wut und anderen Emotionen gesehen haben. Niemand erreicht das Erwachsenenalter, ohne eine beträchtliche Anzahl sexueller Hemmungen entwickelt zu haben. Religiöse Verbote, Manipulationen durch Werbung, elterliche Ängste und die Erwartungshaltung im Kreis der gleichaltrigen Freunde beeinflussen unsere Fähigkeit, uns dem natürlichen Ausdruck unserer Sexualität hinzugeben.

Wie Sie sich vielleicht schon denken können, beschäftigen wir uns in diesem Kapitel mit der Frage, wie wir unsere natürliche Sexualität zurückerlangen können. Sexualität beinhaltet alle unsere Gefühle, von Aggression, Angst, Besorgnis, Hingabe, Schmerz bis hin zu sinnlicher Lust, und so werden wir in diesem Kapitel die verschiedenen Ansätze emotionaler Heilung zusammenfassen. Tatsächlich ist sexuelle Liebe eine der wirkungsvollsten Wege, alte emotionale Wunden zu heilen und uns dem Gefühl der Liebe zu öffnen.

Ebenso bringt uns die Sexualität durch den in Ihr enthaltenen schöpferischen Akt (der Zeugung) in Kontakt mit unseren spirituellen Bereichen. Aus diesem Grund ist die Befreiung von sexuellen Hemmungen auch allgemein für unsere Persönlichkeitsentwicklung wichtig. Sie bedeutet die Verschmelzung physischer, emotionaler und spiritueller Bereiche.

Was passiert nun während des geschlechtlichen Verkehrs? Wenn zwei Menschen beginnen, Liebe zu machen, tritt gewöhnlich eine Veränderung der Atmung ein, die den Wechsel von bewusstem Denken zu bewusstem körperlichem Empfinden ausdrückt. Erst kommt ein tiefes Einatmen lustvoller Empfindungen, gefolgt von einem entspannenden Ausatmen. In diesem Atemmuster ist bereits die Gesamtheit des sexuellen Erlebens impliziert. Die Einatmung ist ein Aufladen des Körpers mit Energie und Spannung, und das Ausatmen ist die Entladung dieser Spannung. Dieses Atemmuster wird so bis zum Orgasmus weitergeführt. Bis dahin aber dient die Atmung dazu, die Aufmerksamkeit tief hinunter in den Bauchbereich und weiter in den Beckenbereich zu lenken. Das Seufzen des Partners, dieses berühmte Ausatmen, ist ein Herauspressen der Luft, aber auch ein Zusammenpressen der Bauchmuskulatur. Mit diesem Zusammenpressen beginnen die Bewegungen des Beckens. Und mit den Beckenbewegungen entwickelt sich die völlige Hingabe in den sexuellen Akt. Liebe zu machen ist für den Menschen die beste Möglichkeit, eine totale Entladung aller körperlichen Verspannungen zu erreichen. Diese Entladung kann aber nur erfolgen, wenn das Becken sich synchron mit den Atemzyklen bewegt.

Nach dem Seufzen und dem entspannten Ausatmen verspüren wir das Bedürfnis, den ganzen Körper auszustrecken. Dies führt uns weiter weg vom kognitiven Bewusstsein hin zu ausschliesslichem, bewusstem Körperempfinden. Liebe machen ist eine gesamtkörperliche Aktivität, durch natürliche Reflexe im Gehirn koordiniert. Das Strecken bereitet den Körper auf die nächste Stufe des Gesamtablaufs vor. Es lädt nicht nur den Körper mit Energie auf und entlädt Verspannungen, die die sexuellen Reaktionen hemmen würden, sondern erzeugt auch bestimmte Veränderungen anderer Art. Der gesamte Atemapparat von der Atemmuskulatur bis zu den Stimmbändern, von der Zunge bis zu den Kinnmuskeln beginnt sich zu entspannen.

Die Qualität des stimmlichen Ausdrucks (auch ein Atemmuster) ist während des Liebesaktes erheblich verändert, wie Sie bestimmt wissen. Die Stimmbänder sind entspannt, und die Stimme bekommt häufig einen tieferen, volleren Klang. Auch wird das Stimmvolumen kräftiger, wenn beim Ausatmen die Bauchmuskeln das Herauspressen der Luft unterstützen. Und dadurch, dass Zunge und Kinn entspannt sind, werden die Austrittsöffnungen für die Luft weiter. Das Atmen geschieht hauptsächlich durch den Mund. Liebe machen ist eine äusserst anstrengende körperliche Aktivität, die tiefes Ein- und Ausatmen durch den

Mund erfordert. Dafür müssen die Luftwege weit geöffnet sein. Die Laute, die wir dabei von uns geben, sind oft von erstaunlicher Kraft und emotionalen Impakt.

Bei den meisten Tieren geschieht sexueller Verkehr relativ selten. Gewöhnlich ist es ein schneller, oft gewalttätiger Akt, der nur von Instinkten gelenkt abläuft mit dem alleinigen Ziel der Arterhaltung. Menschen dagegen besitzen erheblich differenziertere sexuelle Verhaltensmuster, hauptsächlich aufgrund unserer Fähigkeit zur Entwicklung erlernter, sozialer Verhaltensweisen.

Natürlich machen wir Liebe, um Kinder zu zeugen. Ebenso aber, um Spannungen zu entladen, emotionale Wunden zu heilen, und Gefühle von Liebe und Zärtlichkeit auszudrücken. Liebe machen ist eine der wenigen uns noch verbliebenen Gelegenheiten, bei denen es gesellschaftlich akzeptiert ist, sich vollkommen ursprünglichen, instinktiven Verhaltensmustern hinzugeben. Es gibt uns die Möglichkeit, Laute mit emotionalem Impakt von uns zu geben, die wir sonst zurückhalten müssen. Wir stöhnen in völliger Agonie, keuchen, knurren wie ein wildes Tier, und schreien vor Qual überwältigenden Verlangens. Alle diese Laute sind stimmliche Entladungen, zum Ausbruch gebracht durch die Bewegungen der Brust- und Bauchmuskeln. Während des Aktes werden die erlernten Hemmungen vorübergehend durch die Intensität des sexuellen Empfindens überwältigt, und so können wir Laute von uns geben, die sonst verboten sind.

Natürlich bleiben für viele von uns die Hemmungen sogar während des Liebesaktes bestehen, wirken sich störend auf das sexuelle Erleben aus und blockieren eine vollständige sexuell-emotionale Entladung. Aber zumindest haben wir die Möglichkeit, einen Teil der inneren Spannungen herauszulassen und uns natürlichen, instinktiven Empfindungen und Verhaltensweisen hinzugeben.

Denken Sie jetzt einmal an Ihren eigenen Ausdruck sexueller Empfindungen. Können Sie sich dem Liebesakt völlig hingeben, oder kontrollieren Sie Ihr Verhalten, um so zu wirken, wie Sie glauben, dass Ihr Partner es von Ihnen erwartet? Ist Ihr stimmlicher Ausdruck natürlich oder gehemmt? Können Sie entspannt darauf warten, dass Ihre eigene spontane Energie Sie weiterträgt und auf Ihren Partner zubewegt, oder zwingen Sie sich in die Erregung hinein?

Sexuelle Hemmungen wurzeln sehr tief in unserer Persönlichkeit. In dem Ausmass, in dem wir nicht unsere persönliche Stärke und unsere Fähigkeit zur Hingabe ausdrücken können, ist der Ausdruck unserer sexuellen Gefühle blockiert. Dies wird klar, wenn wir uns einmal genauer mit dem Beckenbereich beschäftigen. Sexueller Verkehr beinhaltet bestimmte Beckenbewegungen, die während des Orgasmus vollkommen ausserhalb rationaler Kontrolle sind. Wie beim Weinen sind auch die sexuellen Bewegungsabläufe von so ursprünglicher Ausdruckskraft, dass jede Art rationaler Kontrolle die Fülle des Erlebens mindert. Wenn die Bewegungen des Beckens durch Angst blockiert sind, wie wir es in früheren Kapiteln gesehen haben, ist auch der Ausdruck sexueller Gefühle blockiert. Das Zurückhalten von Wutgefühlen und Aggressivität erzeugt eine chronische Verspannung im Bereich des unteren Rückenbereichs, die sexuelles Erleben erschwert.

Die hemmende Kraft ist also wieder einmal die Angst. Sexualität ist eine überwältigende Kraft, und wenn wir unsere natürlichen Kräfte fürchten, werden wir auch den Ausdruck unserer Sexualität fürchten. Nur wenn wir unseren instinktiven Energien trauen, können wir uns dem Liebesakt wirklich hingeben.

Besonders bei Frauen erfordert der sexuelle Akt Zeit. Es ist ein Prozess. In den Drüsen treten Veränderungen auf, die Gefühle müssen Zeit haben, sich zu entwickeln, und der Geist muss beruhigt werden. Der leichteste Weg, über Hemmungen hinwegzukommen, ist, sich Zeit zu lassen, bewusst die Atmung zu beobachten und sich in den Rhythmus der sexuellen Atemmuster hineinzufühlen. Das bedeutet, dass Sie sich vom Partner weg auf Ihre eigenen Empfindungen konzentrieren.

Beobachten Sie, ob Sie sich fürchten, sich auf sich selbst zu konzentrieren. Stellen Sie fest, wie Sie sich dabei fühlen, ohne es zu beurteilen, und geben Sie sich dem Gefühl hin. Wenn es Angst ist, was Sie fühlen, dann akzeptieren Sie diese Angst. Atmen Sie in sie hinein, und lassen Sie die Angst zur Erregung werden. Was aber Sie auch immer tun, Sie sollten sich niemals in sexuelle Erregung hineintreiben. Es existiert eine natürliche Energie, die Sie ohne Anstrengung durch das Erlebnis trägt, wenn Sie sich Zeit lassen und sich auf sie einstellen. Sexuelle Energie kommt in Wellen, und wir brauchen nur auf die nächste Welle zu warten, um uns von ihr weitertragen zu lassen. Es ist der manipulierende Verstand, der diesen Prozess hindert. Er sollte entspannen und zurücktreten, statt Vorstellungen zu entwickeln, zu projizieren, zu erwarten und zu kontrollieren. Unsere Techniken zur Gedankenberuhigung können also ebenso im Bett wie auch in anderen Situationen angewandt werden. Das ausschliessliche Erleben der Gegenwart ist auch hier wieder wichtig, um zum Orgasmus zu kommen.

Während wir uns auf die endgültige Lösung der Spannung, dem Orgasmus, zubewegen, beschleunigt sich die Atmung, und die Ausatmung wird ausserordentlich kraftvoll. Die Geschwindigkeit des Atemrhythmus entspricht den beschleunigten Beckenbewegungen, bis die Atmung schliesslich in der zeitlosen Ewigkeit des Orgasmus ruht. Dies geschieht in eingeatmetem Zustand, und mit der dann folgenden Entladung strömt die Luft mit einem kräftigen Laut von Lust und Befriedigung aus dem Mund.

Im Moment des Orgasmus ist der Körper so mit Energie geladen wie nur irgend menschenmöglich. Der Geist ist in einem veränderten Bewusstseinszustand, und alle Aufmerksamkeit ist auf die Vorbereitung des kreativen Aktes konzentriert. Falls in diesem Moment tatsächlich ein neues Wesen entsteht, während die weibliche und männliche Energie ausschliesslich auf den Punkt der Vereinigung gerichtet sind, so haben wir dessen höchste Vollendung.

Aber dieser Zustand ist nicht von Dauer. Obwohl das Gefühl der Lust ausserordentlich stark ist, können wir den Zustand nicht halten. Und wenn die Entladung vorbei ist, beginnt die Atmung augenblicklich sich zu entspannen. Die schnellen, kraftvollen Atemzüge gehen über in eine tiefere, entspanntere, langsamere Atemweise. Mit der letzten, endgültigen Entladung beginnen wir instinktiv sofort zu normaler Atmung zurückzukehren.

Natürlich ist sexuelle Aktivität hauptsächlich auf Lustempfinden ausgerichtet. Unser Gehirn besitzt ein entsprechendes Zentrum, das durch zahlreiche verschiedene sensorische und geistige Stimuli aktiviert wird. Es ist ein Grundprinzip des Lebens, dass wir die Lustempfindung der Schmerzempfindung vorziehen, und unsere sexuelle Aktivität entsteht aus dem Wunsch nach höchstmöglicher Lust.

In der Kindheit jedoch wird unsere Beziehung zur Lust konditioniert und oftmals ernsthaft gestört. Jede Mutter kann zum Beispiel bezeugen, dass Babies sexuell aktiv sind. Jungen bekommen Erektionen, und Mädchen spielen gern mit ihrer Klitoris. Sexualität tritt nicht erst plötzlich in der Pubertät auf. Wir sind im Alter von zwölf Jahren sexuell bereits stark konditioniert. Was passiert, wenn sie im Alter von zwei oder drei Jahren in aller Unschuld an ihren Genitalien spielen? Wenn sie Glück haben, ist ihre Mutter nicht sexuell gehemmt und toleriert dieses Verhalten. Bei den meisten von uns aber führen religiös und kulturell bedingte Hemmungen zur Bestrafung dieses Ausdrucks kindlicher Sexualität. Auf diese oder jene Weise lernten wir, dass es «falsch» oder «schlimm» war, an unseren Genitalien zu spielen und uns dieses unerhört starke Lustgefühl zu verschaffen.

So kamen wir dazu, Selbstbefriedigung mit Bestrafung und Schuldgefühl zu verbinden. In den meisten Fällen masturbierten wir auch weiterhin, aber heimlich und mit Angst, ertappt zu werden. Diese Verbindung von Angst und Schuld mit sexueller Lust beeinflusste von da an unsere grundsätzlichen Beziehungen zur Aussenwelt. Wir verallgemeinerten das auf die Genitalien bezogene Angstgefühl, so dass wir gegenüber allem, was uns Lust empfinden liess, eine bestimmte Erwartungshaltung hatten. Auf diese Weise entwickelten wir eine allgemein gehemmte Beziehung zur Lust.

Ungeachtet unserer Ängste und Hemmungen jedoch überwanden die meisten von uns Hemmungen und Schüchternheit und begannen trotzdem, Liebe zu machen. Glücklicherweise existiert ein natürlicher Heilungsprozess durch wiederholte sexuelle Erfahrungen. Je öfter wir mit einem verständnisvollen Partner schlafen, desto mehr wird es uns gefühlsmässig klar, dass es in Ordnung ist, sich gut zu fühlen, dass von der Person, die uns im Prozess sexueller Entladung sieht, keine Bestrafung erfolgt.

Trotzdem wirkt die Assoziation von Lustgefühl und Bestrafung noch immer stark auf unsere Persönlichkeit ein, bis wir uns klarmachen, dass wir Angst haben, uns einfach gut zu fühlen, und diese dekonditionieren, indem wir uns mit Bereitschaft in solche lustvollen Gefühlszustände hineingeben und sehen, ob wirklich eine Bestrafung folgt.

Das einfache Beobachten der Atmung zum Beispiel ist oft verbunden mit Angst vor sexueller Lust. Die Erweiterung des Bewusstseins in der Meditation geht mit Sicherheit in die Richtung von Freude und Lust, und vielleicht werden Sie sehen, dass Ihr Vermeiden, zu meditieren mit den Vermeidungs-Verhaltensmustern in bezug auf Lustempfindung in Verbindung steht.

Menschen mit Stressproblemen leiden besonders darunter, dass sie sich nicht der Spontanität der Sexualität hingeben können. Solange der Geist mit Zukunftserwartungen und Kontrolle beschäftigt ist, kann das Bewusstsein nicht dem Körper zugewandt werden.

Da wir meistens unser Sexualleben mit Masturbation beginnen, entwickeln wir geistige Gewohnheiten, die dem Aufbau sexueller Beziehungen abträglich sind. Falls wir gewohnt sind, uns mit Hilfe von geistiger Imagination zu stimulieren, werden wir Schwierigkeiten haben, unsere Aufmerksamkeit einem realen Sexualpartner zuzuwenden. Und wenn wir uns weiterhin auf unsere inneren Phantasien konzentrieren, werden wir ernsthafte Schwierigkeiten haben, mit dem realen äusseren Erleben in Kontakt zu kommen.

Die Lösung hierfür ist wiederum, das Bewusstsein auf die Atmung und damit auf die körperlichen Empfindungen zurückzuführen. Ausserdem ist Masturbation eine Erwartung des kommenden Orgasmus, während körperliche Liebe mehr ein bewusstes Geniessen des gegenwärtigen Grades von Stimulation bedeutet. Masturbieren geschieht normalerweise schnell, bevor Eltern oder Geschwister uns dabei überraschen können. So steht die Angst, überrascht zu werden, einer entspannten Offenheit gegenüber dem sexuellen Erleben im Weg.

Sexuelle Aktivität beinhaltet die Erregungsreaktion, die wir aus dem Kapitel über Stress kennen. Die sexuelle Stimulation erfolgt durch vermehrtes Adrenalin im Körper sowie durch eine Anzahl weiterer physiologischer Veränderungen. Wenn wir diesen Erregungszustand mit Angst verbinden, wird der sexuelle Verkehr natürlich mit Lust und Angst verbunden sein. Die Aufladung der Erregung wird uns unbewusst an andere Energieaufladungen erinnern, auf die Bestrafung erfolgte. So kommt es, dass die emotionale Konditionierung das gegenwärtige sexuelle Erleben beeinflusst.

Was können wir gegen die unzähligen Hemmungen, die wir während der Kindheit oder Pubertät entwickelt haben, tun? Zunächst werden Sie bemerken, dass die meisten in diesem Buch aufgeführten Übungen, obwohl sie nicht direkt als sexuelle Übungen benannt sind, auch die sexuellen Hemmungen lösen helfen. Die Übungen für allgemeine emotionale Gesundheit und Körperbewusstsein helfen also auch bei sexuellen Blockierungen.

Beobachten Sie aber auch direkt Ihre eigene Beziehung zur Lust. Achten Sie darauf, wie Ihre Atemmuster die zur Hingabe notwendige Entspannung verhindern. Durch manisches Verhalten wollen Sie etwas vermeiden. Was ist es, das Sie durch Stress oder Depression zu vermeiden suchen? Was würde passieren, wenn Sie einfach innehalten und sich dem gegenwärtigen, angenehmen Gefühl, lebendig auf dieser Erde zu sein, hingeben würden?

Versuchen Sie zu sehen, wovor Sie davonlaufen. Stellen Sie sich der Herausforderung und bestehen Sie auf Ihrem Recht, sich gut zu fühlen. Die meisten Tiere scheinen fast immer ein gutes Körpergefühl zu haben. Ein ständiger Energiefluss hält sie aktiv und funktionsfähig. Steht uns, was Freude und Lustgefühl angeht, nicht mindestens ein ebenso gutes

Leben zu wie den Vögeln vor unserem Fenster, mit ihrer lebensbejahenden Bereitschaft für alles, was der nächste Moment ihnen auch immer bringen mag? Verdienen wir nicht zumindest, uns ebenso gut zu fühlen wie unsere Katze, die sich nach einem Schläfchen wohlig räkelt und streckt oder unser Hund, wenn er voller Lebenskraft rennt und bellt? Wir haben das natürliche Recht, unser Leben zu geniessen.

Lassen Sie uns dieses Kapitel mit ein paar praktischen Hinweisen und Übungen beenden. Sie sitzen und lesen dieses Buch. Wie fühlt sich Ihr Körper im Moment? Wir strafen unseren Körper ständig, lassen ihn endlose Stunden in ein und derselben Stellung verharren, als ob das Buch über Körperempfinden, das wir gerade lesen, wichtiger sei als das Körperempfinden selbst. Was können Sie tun, um Ihr körperliches Wohlbefinden in diesem Moment zu erhöhen?

Schieben Sie beim Ausatmen langsam Ihr Becken nach vorn, dann wölben Sie den Rücken zu einem leichten Hohlkreuz und lassen das Becken nach hinten zurückschwingen, während Sie einatmen.

Machen Sie diese Beckenatmung ein paarmal hintereinander. Laden Sie die Beckengegend mit Energie auf und lassen Sie diese dann Ihren Körper aufwärts strömen, das Rückgrat entlang bis in Ihren Kopf, wobei Sie diese beiden gegensätzlichen Zentren integrieren.

Diese Beckenatmung ist nicht einfach nur eine sexuelle Stimulation, sondern eine allgemeine Aufladung Ihres Körpers mit den Energien, die tief aus dem Beckenbereich kommen.

Atmen Sie tief ein, lassen Sie das Kinn locker und machen Sie beim Ausatmen einen «Aaaahhhhh»-Laut, dann gähnen Sie kräftig mit einem lustvollen Seufzer.

Strecken, gähnen und Beckenatmung können wir jederzeit und überall anwenden. Es gibt uns sofort ein besseres Körpergefühl. Es kostet nichts, stört niemanden und nimmt nur ein oder zwei Minuten Zeit in Anspruch.

Wir haben immer und stets die Wahl, in Überlebenskampf-Stress-Verhaltensmustern zu bleiben oder unser Bewusstsein dorthin zu lenken, wo wir uns gut fühlen, und einen Moment lang das Leben zu geniessen, bevor wir zu Arbeit und Stress zurückkehren.

Jedesmal, wenn Sie diese Übungen oder andere Bewegungen machen, die Ihnen ein angenehmes Körpergefühl geben, dekonditionieren Sie damit Ihr altes Vermeidungsverhalten. Jedesmal, wenn Sie pausieren, sich strecken, Ihre Energie aufsteigen fühlen – und erkennen, dass **keine Bestrafung** folgt, lernen und verändern Sie sich.

Bewegung ist der Schlüssel dazu, wie Sie mit Sicherheit bereits wissen. Atmung ist Bewegung. Gehemmte Atmung ist eine Hemmung Ihrer natürlichen Bewegung. Am Leben zu sein bedeutet sich zu bewegen. Bewegung zu hemmen heisst Leben zu blockieren. Auf eine bestimmte Weise müssen Sie wie ein Krieger handeln, sich der Gefahr stellen, aus Ihrer Sicherheitszone herauskommen und sich ansehen, was Ihnen Angst macht. Sie müssen stark sein. Die Hingabe in Freude und Lust ist ein wunderbares Gefühl. Aber um weich und hingebungsvoll sein zu können, müssen Sie auch Stärke besitzen. Stärke und Hingabe gehören zusammen. Sinnliche Freude und Kraft gehören zusammen. Sie können nicht gleichzeitig schwach und voller Freude sein.

Abschliessend möchte ich Ihnen noch eine besondere Übung vorstellen. Ich nenne sie «Wiegen des Beckens», und ich schlage Ihnen vor, sie einmal täglich zu machen.

Legen Sie sich auf einen Teppich oder ein Bett, vorzugsweise auf einen relativ festen Untergrund, und stellen Sie die Knie auf. Lockern Sie Ihre Kleidung, öffnen Sie Gürtel u. ä. und ziehen Sie die Schuhe aus. Beobachten Sie für eine kurze Weile Ihre Atmung, ohne bewusst aktiv zu atmen. Beobachten Sie nur, wie die Luft durch Nase oder Mund ein- und ausströmt.

Beim Einatmen wölben Sie den Rücken im Beckenbereich auf, so als hätten Sie ein Hohlkreuz, das Becken bewegt sich dabei leicht zurück. Atmen Sie schnell durch Nase ein, und entspannen Sie dabei die Bauchmuskeln, so dass der Bauch sich mit der Einatmung weitet.

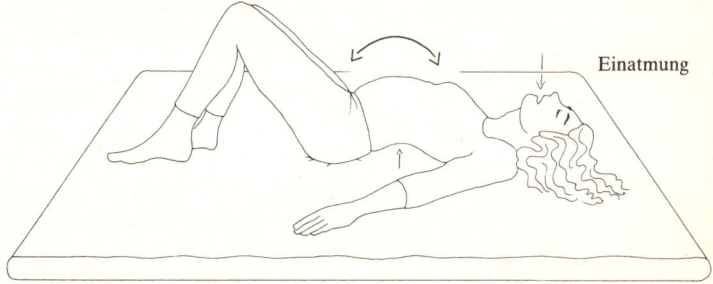

Einatmung

Beim Ausatmen tun Sie das Gegenteil. Drücken Sie Ihren Rücken flach gegen den Boden und pressen Sie alle Luft aus den Lungen, ziehen Sie ihre Bauchmuskeln zusammen, während das Becken kräftig nach vorne schwingt. Atmen Sie mit einem «Aaaahhh»-Laut durch den Mund aus.

Drücken Sie gleichzeitig mit den Füssen gegen den Boden, so dass Sie die Spannung im ganzen Körper fühlen. Bleiben Sie einen Moment so ausgeatmet, bis Sie ein starkes Bedürfnis nach Luft verspüren.

Bevor Sie wieder einatmen, schwingen Sie das Becken zurück und wölben den Rücken, um ein Vakuum in Ihren Lungen zu erzeugen, das das Bedürfnis nach Luft sogar noch stärker werden lässt. Öffnen und entspannen Sie dann die Stimmbänder, so dass die Luft anstrengungslos – durch die Nase – in Ihre Lungen strömt.

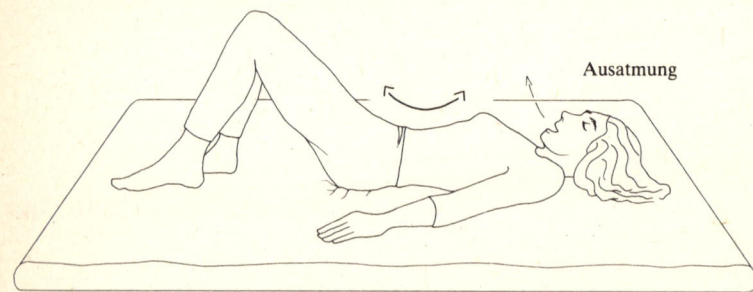

Ausatmung

Machen Sie weiter mit dieser Übung, mit dem Ziel, sich zu entspannen, sich gut zu fühlen und einen Zustand angenehmer Körperempfindung und Freude zu erzeugen. Stellen Sie Ihre Knie und Füsse so weit auseinander, dass der Genitalbereich entspannt geöffnet ist. Und geben Sie beim Ausatmen einen weichen, lustvollen Seufzer von sich.

Nach zehn oder fünfzehn Atemzyklen entspannen Sie sich und lassen Ihre Füsse langsam nach vorn gleiten, bis Ihre Beine flach auf dem Boden liegen. Atmen Sie nicht aktiv, sondern lassen Sie die Atmung einfach unter Ihrer Beobachtung geschehen.

Jetzt richten Sie Ihre bewusste Aufmerksamkeit auf den gesamten liegenden Körper. Statt zu erfühlen, wo Sie verspannt sind oder Ihnen etwas weh tut, richten Sie Ihr inneres Spüren auf die Bereiche, wo Sie sich gut fühlen, und konzentrieren Ihr Bewusstsein auf dieses Gefühl. Lassen Sie es sich ausweiten, bis es Ihren ganzen Körper mit einer leichten, angenehmen Empfindung erfüllt.

KAPITEL ELF

Stimmliche Kraft
und persönliche Stärke

Haltung, Atmung und Selbstvertrauen
Kraftatmung
Stärkung der vokalen Ausdruckskraft

Am Anfang dieses Buches haben wir über Atmen und Überleben gesprochen. Ich möchte nun in Verbindung dessen, was wir in den letzten Kapiteln erfahren haben, noch einmal auf den Beginn der Erörterung zurückkommen. Wir haben gesehen, dass, wo immer wir uns hinwenden, wir einem Hauptfeind natürlicher Atmung und Gesundheit begegnen: Angst und Stress.

Überleben erfordert ein bestimmtes Ausmass an Kraft. Wir müssen fühlen können, dass wir genügend Kraft besitzen, sei es auf körperlicher, psychischer, geistiger oder spiritueller Ebene, uns in dieser Welt behaupten zu können. Wie «sicher» auch immer unsere momentane Regierung uns fühlen lassen mag, wissen wir doch, dass das Leben ein Kampf ist. Und ungeachtet der hochentwickelten Kultiviertheit unserer Zivilisation und ihrem Abstand von unseren tierischen Anfängen werden unsere sozio- und ökonomischen Strukturen noch immer von dem Prinzip beherrscht, dass der Fähigste überlebt.

Blockierte Atemmuster führen zu Schwäche. Wir wissen alle, wie Angst uns schwach, benommen, zittrig fühlen lässt. Das gleiche gilt natürlich für die langanhaltende Anspannung des Stress. Wenn immer bei jemandem das Becken starr in der Angstposition verharrt und die Bewegungen des unteren Bauchbereichs blockiert sind, herrscht Schwäche über diesen Körper. Und wenn Sie sich schwach fühlen, werden Sie von Natur aus noch mehr Angst bekommen, weil der Zustand der Schwäche Ihre Überlebenschancen mindert.

Wir müssen also konkrete Lösungen erarbeiten, wie wir unser Potential an persönlicher Kraft vergrössern können. Wenn wir uns eines

Kraftpotentials bewusst sind, aus dem wir schöpfen können, wird sich unsere Angst entsprechend vermindern. Wenn Ihre Haltung Angst und Schwäche ausdrückt, werden Sie sich auch entsprechend ängstlich und schwach fühlen. Wenn Ihre Bauchmuskulatur weichlich und schwach ist, Ihr Becken nach vorn geschoben und Ihre Füsse nicht geradlinig nach vorn zeigen, können Sie keine Stärke im Körper empfinden. Sie werden auch von anderen als schwach angesehen werden.

Wenn Sie umgekehrt mit etwas weiter gespreizten und gerade ausgerichteten Füssen fest auf dem Boden stehen, Ihre Knie ganz leicht gebeugt und das Gewicht leicht nach vorn geneigt, werden Sie sich dagegen stärker, selbstbewusster und weniger ängstlich fühlen.

Die Körperhaltung ist ein wichtiger Faktor, der Ihren emotionalen Zustand beeinflusst. Mit veränderter Körperhaltung ändern Sie auch Ihren emotionalen Zustand. Wie wir bereits gesehen haben, sind eine Emotion und ihr körperlicher Ausdruck ein und dasselbe. Eine Emotion (emovere = herausbewegen) ist eine körperliche Reaktion. Aus diesem Grund kommen wir durch bewusste Veränderung der körperlichen Reaktion mit dem entsprechenden emotionalen Zentrum, welches die Reaktion auslöst, in Kontakt.

Seit Jahren beschäftige ich mich mit der Angstreaktion. Ich tat mein Bestes, meinen Klienten zu helfen, ihre Angst auszudrücken, bewusst zu erleben, und zu reduzieren. Aber ich hatte immer nur teilweisen Erfolg. Und es war eine monatelange mühevolle Arbeit. Jedesmal, wenn eine Person Kontakt zu ihrer persönlichen Stärke bekam, erfolgte sofort eine Angstreaktion, die ein Ausdrücken der Stärke unterminierte. Es war ziemlich entmutigend.

Dann begann ich eine andere Methode anzuwenden. Statt die Klienten dahin zu bringen, ihre Ängste zu durchleben, begann ich, in die entgegengesetzte Richtung zu arbeiten. Ich konzentrierte mich auf das Verstärken persönlicher Kraft. Ich liess die Klienten Bewegungen machen, die das Gefühl und den Ausdruck von Stärke hervorrufen. Sobald die natürliche eigene Stärke empfunden wurde, erfolgte die sofortige, konditionierte Angstreaktion als Folge der Erfahrungen in der Kindheit, als auf den Ausdruck von persönlicher Stärke stets negative, angsteinflössende Reaktionen in Form von Bestrafung erfolgten.

Aus diesem Grund befand sich der Klient stets in einem Zustand der Schwäche, der sich entweder durch Angstzustände oder durch Depression ausdrückte. In der Kindheit war dies sicher ein erfolgreiches Verhalten, um Bestrafungen zu vermeiden. Im Erwachsenen aber erzeugt eine Schwäche ausdrückende Körperhaltung in sich selbst bereits Angst. Was wir sehen, ist eine Verbindung des Ausdrucks von persönlicher Stärke mit einer Reaktion von Bestrafung. Die Aussenwelt die eigene Stärke fühlen zu lassen, wird mit Angst verbunden. Wenn immer Sie also wütend werden, werden Sie diese Angst spüren. Und wie wir bereits früher gesehen haben, kann aus der Verbindung von Wut und Angst blinde Rage entstehen, eine unkontrollierte Explosion von Gewalt.

Wenn dies einmal passiert ist, lernen Sie, Ihre eigene Stärke zu fürchten. Kleine Kinder fürchten, für Ihre Wutausbrüche bestraft zu werden. Ich bin selbst Vater und kenne die explosive Energie eines dreijährigen Kindes. Wenn diese Energie durch Bestrafung blockiert wird, kann sie nicht mit unserer Entwicklung reifen und in unser bewusstes, erwachsenes Verhalten integriert werden.

Wenn die Energie dann irgendwann einmal zum Durchbruch kommt, ist es noch immer die unkontrollierte Rage eines Dreijährigen. Und ein solcher Ausbruch kann dann tatsächlich gefährlich sein.

Wie ist Ihre Beziehung zu Ihrer eigenen persönlichen Stärke? Fürchten Sie sich vor Ihrer eigenen Kraft, oder können Sie Ihren Wutgefühlen in dem Bewusstsein Ihrer persönlichen Stärke nachdrücklich Ausdruck verleihen, ohne zu fürchten, in blinde Rage zu verfallen?

Vielleicht wird es Sie überraschen festzustellen, dass die Bewegungen in den Übungen für Lustempfinden und Entwicklung persönlicher Stärke die gleichen sind. Wir führen zum Beispiel die gleichen Beckenbewegungen aus, wenn wir lieben oder kräftig gegen etwas drücken. Wir atmen ein und wölben ein wenig das Rückgrat, und beim Ausatmen dann schieben wir das Becken nach vorn. Sowohl bei sexueller Aktivität als bei harter physischer Arbeit laden wir den Körper mit Energie, um sie dann in Aktion zu entlassen.

In der Arbeit mit Klienten erforschte ich, was passiert, wenn ich sie auffordere, diese aggressiven, kraftvollen Bewegungen zu machen, während ich sie gleichzeitig zu Gefühlen von Freude und Lust ermutigte. Das Ergebnis war beeindruckend. Durch Verbindung von persönlicher Stärke mit Lustempfinden und Freude war die Angstreaktion dekonditioniert. Dadurch, dass diejenigen festgestellt hatten, dass Aggressivität und Kraft ein gutes Gefühl sein kann, wurde die gewohnte Reaktion blinder Rage vermieden.

Viele von uns haben als Kinder aggressiv und kämpferisch mit Freunden gespielt. Wir haben unsere eigene Kraft ausprobiert und die der anderen kennengelernt, und wir haben gelernt, uns dabei gegenseitig nicht weh zu tun. Wir konnten unsere Kraft fühlen und die Fähigkeit, uns physisch zu verteidigen, und ausserdem machte es Spass, zu kämpfen, wenn keiner dem anderen dabei weh tat. Diese Erfahrungen waren wichtig, um zu lernen, unser instinktives Kampfverhalten zu kontrollieren. Viele unter uns aber haben diese Erfahrungen nicht gemacht. Besonders Mädchen wurde diese Art zu spielen oftmals nicht erlaubt. Fast alle Klienten, die wegen emotionaler Probleme zu mir kommen, haben nie als Kinder spielerisch gekämpft. Es gibt darüber zwar keine statistischen Studien, aber meine Annahme ist trotzdem, dass man aus dieser Tatsache allgemeine Rückschlüsse auf spätere Verhaltensmuster ziehen kann. Wenn das Kampfspielverhalten, das in allen primitiven Lebensformen und in ursprünglicheren menschlichen Sozialgesellschaften unter Heranwachsenden beobachtet werden kann, nicht erlaubt ist, treten später Schwierigkeiten auf bei persönlicher Kraft, Ausdruck von Wut und Angst vor blinder Rage.

Vielleicht haben Sie sich anfangs verwundert gefragt, was solche Übungen wie «Auf die Wand einhämmern», «Kämpfen», «Schulter-Kontakt-Atmung» und «Fechten» in einem Atembuch zu suchen haben. Vielleicht beginnen die Zusammenhänge zwischen solchen Körperübungen und dem Lösen emotionaler Probleme jetzt deutlicher zu werden.

Erinnern wir uns an das «innere Lächeln». Dasselbe Gefühl innerer Freude ist ein wichtiger Bestandteil in den nächsten Übungen. Indem Sie lernen, Aggressivität mit Freude zu verbinden, werden Sie das nachholen, was in Kampfspielen im körperlichen Kontakt mit anderen Kindern zu lernen Ihnen in der Jugend versagt war, so dass Sie möglicherweise heute Kämpfe und jede körperliche Auseinandersetzung mit Gewalt, unkontrollierter Wut und Angst verbinden.

Ich erinnere mich an eine Klientin, die schon seit langer Zeit stark depressiv war. Sie fühlte sich schwach und war sehr ängstlich. Ich fand heraus, dass Sie niemals mit anderen Kindern gekämpft hatte, für Lärm und spontane Bewegungen stets bestraft und dazu erzogen worden war, jeden Ausdruck von Aggressivität als abwertig, schlecht, als Sünde anzusehen. Obwohl auch andere Therapieformen Ihr etwas weiterhalfen, waren es doch eindeutig hauptsächlich die Übungen zur Entwicklung persönlicher Stärke, die Ihr dazu verhalfen, ihre eigene Stärke auf neue, angenehme Art zu erleben.

Lassen Sie uns mit der ersten dieser Übungen beginnen.

Stehen Sie auf und heben Sie die Arme über den Kopf, während Sie einatmen. Dann lassen Sie die Arme herunterschwingen, als ob Sie in Höhe Ihrer Brust auf einen Tisch auftreffen wollten, und ballen dabei die Hände zu Fäusten.

Während der Abwärtsbewegung geben Sie folgenden Laut von sich: «Haaiiiiii – Iaaaaahhhh!» Mit dem letzten «Iiaa» treffen Sie kräftig auf dem imaginären Tisch auf und stoppen die Abwärtsbewegung der Fäuste.

Heben Sie während des Einatmens die Arme wieder über den Kopf, und lassen Sie die gleiche Abwärtsbewegung folgen, ungefähr zehn mal. Halten Sie danach inne und beobachten Sie, wie Ihre Atmung und Ihre Gefühle sich durch diese Übung verändert haben.

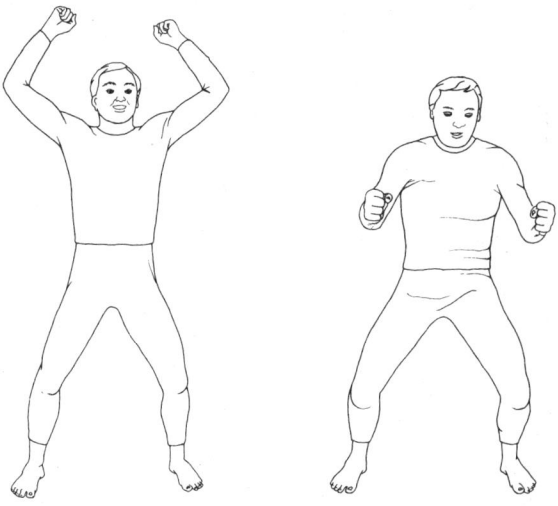

Bei der Klientin, von der ich gerade erzählte, zeigte der erste Versuch mit dieser Übung, dass sie absolut nicht fähig war, die Bewegungen richtig und kraftvoll auszuführen. Ihre Fäuste waren schlaff und ohne Kraft, das Becken bewegte Sie fast überhaupt nicht und Ihre Stimme war kaum hörbar. Statt die Bewegungen und Laute zu geniessen, fühlte sie sich ängstlich und schwindlig und wollte die Übung nicht wiederholen. Bewegungen und Laute erinnerten sie an frühere Erlebnisse, bei denen sie für solches Verhalten bestraft wurde, und ihre Hemmungen liessen sie sich schwach fühlen und sich weigern, die Übung zu wiederholen.

Ein anderer Klient, ein Mann voller Aggressivität und feindseligen

155

Gefühlen, begann die Übung sofort mit kräftigen, aber gewaltvollen Bewegungen und Lauten; sein Gesicht war verzerrt, die Augen voll rasender Wut. Aber sein Becken war starr. Alle Kraft kam aus seinen übermässig entwickelten Schultern. Der untere Körperbereich war völlig blockiert. Auch er fühlte sich bald schwindlig und schwach, verwirrt und wollte die Übung nicht gerne weitermachen.

Beiden Klienten zeigte ich als nächsten Schritt, dass sie die Übung machen und sich dabei gut fühlen können. Das wichtigste ist, dass man die Übung mit einem Lächeln macht. Die Arme sollten zwar mit Kraft, aber mehr spielerisch abwärts geschwungen werden, so dass man ein angenehmes Körpergefühl dabei empfindet.

In beiden Fällen war der Schlüssel die Freude an der Bewegung. Versuchen Sie die Übung selbst, und stellen Sie fest, ob Sie den imaginären Tisch wirklich kraftvoll, aber mit spielerischer Freude treffen können, so dass Sie sich nicht vor Ihrer eigenen Aggressivität fürchten. Jeder von Ihnen wird diese Bewegungen auf seine eigene Art machen, um möglichst positive Gefühle zu erzeugen. Also probieren Sie, bis Sie Ihre ganz persönliche Geschwindigkeit und Kraftaufwand für die Bewegungsabläufe gefunden haben. Ein wichtiger Ratschlag aber ist – sobald Sie bemerken, dass Sie Ihr Lächeln verlieren, sobald die Freude und das Spielerische verschwindet – **hören Sie mit der Übung auf!**

Das Ziel der Übung ist, Ihr Empfinden persönlicher Stärke zu erhöhen, das nach der Übung in Ihnen zurückbleibt. Hören Sie also auf, wenn Sie sich angenehm genug fühlen, halten Sie inne und erspüren Sie dieses neue (oder sehr alte) Körpergefühl. Ich rate, diese Übung regelmässig zu machen, falls Sie in Ihrer Atemarbeit ernsthafte Fortschritte machen wollen.

Wir sehen in dieser Übung, dass die Beckenbewegungen die gleichen sind wie die, die wir beim Lieben machen. Die Atmung ist ähnlich der, wenn Sie sich einem Orgasmus nähern. Wenn wir die Bewegungen mit Freude machen, erzeugt der Ausdruck unserer persönlichen Kraft keine Angst in uns. Das Ergebnis dieser Übung wird eine Verstärkung der natürlichen Beckenbewegungen sein, eine verstärkte Atmung, eine Integration von Kraft und Freude und ein Ausschalten der Verbindung von Kraft und Angst. In einem Wort, Sie werden sich besser fühlen. Stärker und weniger ängstlich.

Wir haben uns hier mit den natürlichen Bewegungen des Angriffsverhalten beschäftigt, das einer Angstreaktion folgt. Als nächstes wollen wir uns mit der zweiten möglichen Reaktionsweise auf eine Gefahr beschäftigen – schnellem Weglaufen!

Wir haben bereits über die positiven Seiten des Joggens, des Rennens gesprochen. An dieser Stelle möchte ich klarmachen, dass Joggen ein Ausdruck von Fluchtverhalten ist. Tatsächlich ist es ein ebenso gutes Gefühl, vor einer Gefahr erfolgreich wegzulaufen, als anzugreifen und sie zu überwinden. Weglaufen ist keine negative Handlung. Wenn das Tier, das Sie angreift, dreimal so gross ist wie Sie selbst, ist Weglaufen eine weise und erfolgversprechende Handlung.

Nun raten Sie, was unsere nächste Übung sein wird?

Wenn Sie im Moment in einem Haus sind, können Sie einfach auf der Stelle laufen. Sagen Sie zu sich selbst: «Ich entkomme der Gefahr! Ich laufe der Gefahr weg!» und lächeln Sie, während Sie es geniessen, ihr zu entkommen. Lassen Sie Ihre Atmung sich vertiefen und beschleunigen, während Sie auf der Stelle laufen, bewegen Sie Kopf und Arme, als würden Sie wirklich schnell vorwärtskommen und geben Sie sich dem Gefühl des Weglaufens hin.

Als Kinder wollten wir alle oft vor etwas weglaufen, einer Situation, die uns Angst machte oder frustrierte, unmissverständlich entkommen. Führen Sie diesen alten Wunsch jetzt als Erwachsener aus.

Beobachten Sie Ihre Atmung, nachdem Sie mit der Übung aufgehört haben. Sie werden feststellen, dass Sie auch hierbei wieder mit Energie aufgeladen sind. Dieses Gefühl sollten Sie unbedingt geniessen. Stehen Sie still und atmen Sie durch den Mund, während Ihre Atmung sich beruhigt, und fühlen Sie, wie die Energie durch die Wirbelsäule nach oben zum Kopf strömt. Die Euphorie beim Weglaufen gibt Ihnen ein wundervolles Gefühl von persönlicher Kraft!

Der nächste Schritt im Prozess der Integration von persönlicher Kraft und Freude ist die «Pow»-Übung. Es ist eine Variation der letzten Übung.

Sie können diese Übung im Stehen oder Sitzen machen. Schwingen Sie erst die eine, dann die andere Faust nach vorn, als ob Sie eine vor Ihnen stehende Person treffen wollten, und in dem Moment, in dem Sie sie treffen würden, sagen Sie «Pow»! Sprechen Sie das Wort etwa so: «Paooh», mit einem explosiven «p», um die Kraft des Treffers auszudrücken. Atmen Sie durch den Mund, indem Sie bei jedem «Treffer» ausatmen, etwa im Rhythmus Ihres Herzschlags.

Diese Übung können Sie auch mit einem Partner machen. Es ist wichtig, eine andere Person den Ausdruck Ihrer Stärke sehen zu lassen und zu erfahren, dass Ihre Kraft niemandem weh tut. Sehen Sie sich die ganze Übung über einander in die Augen, so dass Sie in den Augen des anderen dessen Stärke sehen und dieser die Ihre in Ihren Augen.

Sie können diese Übung durchaus laut und kraftvoll machen, aber vergessen Sie niemals, dabei ein Lächeln zu empfinden. Pausieren Sie für einen Moment, wenn die Bewegungen zu hart und aggressiv werden und das spielerische Element vermissen, und beginnen Sie von neuem, langsamer und sanfter.

Und danach halten Sie inne und beobachten Sie Ihre Atmung!

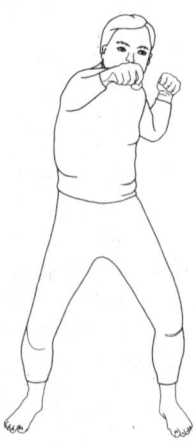

Nun gehen wir auf die nächste freie Wand zu. Diese Übung nenne ich «Auf die Wand einhämmern»; sie findet sich in verschiedenen Bioenergetik-Traditionen. Die meisten unter uns haben mindestens schon einmal die Beherrschung verloren und die Wut an einer Wand ausgelassen, statt sie direkt auf die Quelle des Ärgers zu richten. Ich erinnere mich an einen Studienfreund in Princeton, der mit mir Wand an Wand wohnte. Eines Nachts wurde er so wütend, dass er ein Loch in die Wand schlug, die unsere Zimmer trennte, und wir lebten eine Woche lang in intimer Nachbarschaft, bevor die Wand repariert war.

In dieser Übung wollen wir aber nicht mit Wut auf die Wand einhämmern. Statt dessen wollen wir es geniessen, mit unseren Händen auf etwas einzuschlagen. Viele Menschen, besonders Frauen, finden diese Handlung ziemlich merkwürdig und das Gegenteil von ihrer Ansicht über korrektes Verhalten, wie es sich für zivilisierte Wesen gehört.

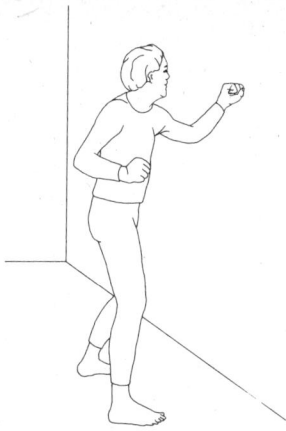

Trotzdem sollten Sie es einfach einmal versuchen, und Sie werden den Sinn dieser Aktion erkennen.

Experimentieren Sie zunächst ein wenig. Machen Sie eine Faust, und berühren Sie mit der weichen Aussenseite der Faust die Wand. Hämmern Sie – immer mit dieser weichen Seite – ein paarmal gegen die Wand, und spüren Sie Ihre Kraft. Dies gibt Ihrem Gehirn ein direktes Feedback Ihrer physischen Kraft, das auch auf Ihr emotionales Selbstbild bezüglich Ihrer persönlichen Stärke einwirkt.

Lassen Sie Ihre Faust auf der Wand auftreffen und sofort wieder zurückschnellen, wie ein Ball, der auf etwas hartes auftrifft. Treffen Sie die Wand kräftig genug, um ein hartes Geräusch zu erzeugen, aber natürlich nicht so kräftig, dass Sie Ihre Hand verletzen.

Nun benutzen Sie abwechselnd beide Fäuste. Wichtig ist, dass Sie direkt dorthin sehen, wo Sie treffen. Stellen Sie Ihre Füsse ein wenig auseinander und stehen Sie weit genug von der Wand ab, um die Kraft in Ihren Schultern spüren zu können.

Atmen Sie drei Treffer lang aus, und pressen Sie bei jedem Auftreffen die Bauchmuskeln zusammen, so dass Sie die Luft jedesmal stossartig, synchron mit den Treffern der Fäuste, herausdrücken. Die Länge des vierten Treffers atmen Sie ein. Sie haben damit einen Rhythmus von vier Schlägen. Nach vielleicht fünf Folgen dieses Rhythmus' können Sie zu einem Rhythmus von sechs Schlägen überwechseln, mit fünf Schlägen für die Einatmung und dem sechsten für die Ausatmung.

Der Schlüssel ist wiederum, dass Sie die Bewegungen geniessen. Lächeln Sie während des Hämmerns, oder hämmern Sie lieber gar nicht. Machen Sie die Bewegungen weich, locker und spielerisch.

Irgendwann während dieser Übung werden Sie vielleicht eine kräftige Wut in sich aufsteigen fühlen. Vielleicht haben Sie jemanden vor Augen, der Sie in der Vergangenheit einmal furchtbar wütend gemacht hat, und diese Wut steigt jetzt in Ihnen hoch.

Wenn Sie möchten, können Sie auch zu einem Bett gehen und mit aller Kraft auf ein Kissen einschlagen. Dies ist eine traditionelle Reichsche Technik, die sicherlich Ihren Platz und Wert hat. In den meisten Fällen aber rate ich dazu, mit der Übung an der Wand fortzufahren und nicht von der Freude an den Bewegungen abzulassen. Wir alle haben unendlich viel Wut in uns, da unsere ersten Lebensjahre voll von Frustrationen und blockierter Wut waren. Diese Entladung von Wut zu übertreiben, hat oftmals eine eher negative Wirkung. Wichtig ist eben, dass Sie lernen, Ihre Kraft auszudrücken, ohne in den Zustand blinder Wut der Kindheit zu geraten.

Pausieren Sie nach der Übung etwa zehn Atemzüge lang, und beobachten Sie, wie Ihre Atmung sich verändert hat. Geben Sie sich jeglichem Gefühl hin, das Sie gerade empfinden, indem Sie in das Gefühl hineinatmen.

Wenn Sie einen Partner haben, mit dem Sie üben können, schlage ich Ihnen noch zwei andere Übungen vor.

Die erste kommt aus der Tradition des amerikanischen Football.

Sie stehen sich einander gegenüber und beginnen, sanft mit den Schultern aneinander zu stossen. In derselben Art, wie Ihre Faust von der Wand zurückschnellte, lösen Sie sich von der Schulter Ihres Partners.

Benutzen Sie Ihre Arme, um sich nach dem Treffen von ihm wegzudrücken, und versuchen Sie einen Rhythmus zu finden, der Ihnen beiden angenehm ist. Treffen Sie schnell genug hintereinander, um zwischen den Treffern keine Pause entstehen zu lassen.

Bei dieser Art Übungen wird ein bestimmtes Atemmuster aktiviert, das extrem wichtig ist zur Entwicklung und Verstärkung der persönlichen Stärke. Sie werden natürlicherweise Ihren Treffer während der Ausatmung anbringen, und danach schnell (und nur auf halbem Weg) einatmen, während Sie sich von der Begegnung lösen. Sie atmen schnell; mit einem kräftigen «Hhhaaa»-Laut, wenn Sie die Schulter Ihres Partners treffen. Dies sollte etwa einmal pro Sekunde geschehen, als eine schnelle, regelmässige Aktion.

Stellen Sie sicher, Ihren Partner nicht zu verletzen, und hören Sie auf, wenn Ihre oder seine Bewegungen zu hart werden. Noch einmal zur Erinnerung: Lächeln und geniessen Sie die Übung. Sie sollen die physische Kraft Ihres Partners an sich erfahren, aber so, dass es Ihnen angenehm ist. Machen Sie dies zwanzig Atemzüge lang, halten Sie dann ein und sehen sich einander in die Augen, und beobachten Sie, wie Sie sich fühlen und wie Sie atmen.

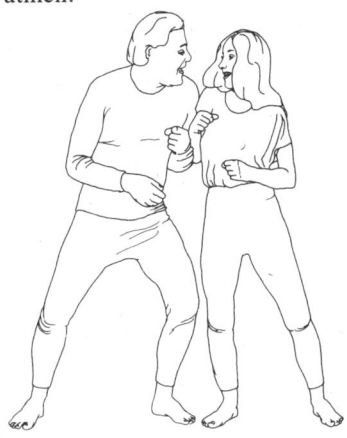

Die nächste Übung wird Ihnen am meisten Spass machen. Sie ist dem Fechten ähnlich, nur dass Sie statt eines Degen Ihre Hände benutzen.

Stellen Sie sich einander gegenüber auf, die Beine ziemlich weit auseinander und die Knie leicht gebeugt, Oberkörper nach vorn geneigt. Einer von Ihnen beginnt nun, den Partner irgendwo am Körper mit den Händen zu berühren (Augen und Genitalien sollten davon natürlich ausgenommen sein). Sie treffen mit der flachen Hand, mit einem teils aggressiven, teils liebevollen Klaps. Schliessen Sie wieder den «Paaooohh»-Laut in die Übung ein, und geniessen Sie das Gefühl, jemanden zu treffen, ohne ihn zu verletzen.

Dies scheint vielleicht aggressiv und gewalttätig, aber es ist das genaue Gegenteil. Es ist eine Art, Ihre Kraft zu fühlen, ohne jemandem weh zu tun. Alle jungen Katzen und Hunde zum Beispiel spielen auf diese Art miteinander. Sie üben sich in Scheinkämpfen, aber sie verletzen sich nicht gegenseitig. Es macht einfach Spass und aktiviert die natürlichen Instinkte.

Nun wechseln Sie und lassen den Partner Sie treffen.

Nun beginnen Sie, den Angriff des anderen abzuwehren. Sie werden feststellen, dass es eine Zeit für Vorrücken und Angriff und eine Zeit für Rückzug gibt. Menschen, die übermässig ängstlich sind, sind oftmals diejenigen, die zu hart angreifen, wenn sie provoziert werden. Dies führt zu Gewalt, weil sie den Gegner gegen die Wand treiben und dadurch eine zu heftige Defensivreaktion hervorrufen.

Achten Sie darauf, dass Sie bei dieser Übung Spass haben und miteinander lachen können. Wenn einer von Ihnen zu aggressiv und hart wird, hören Sie auf und sprechen Sie darüber. Sie werden Ihren Partner auf eine neue Weise kennenlernen, weil Sie durch diese Übung neue Seiten seiner Persönlichkeit entdecken werden, die normalerweise durch höfliches Verhalten verborgen sind.

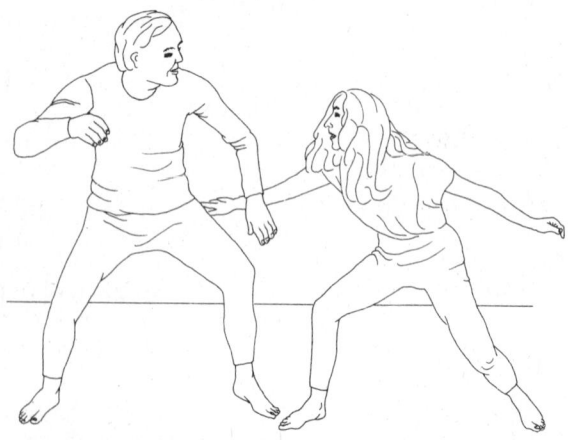

Das Ziel dieser Übung liegt nicht darin, irgendwie zu «gewinnen». Sie kommen einfach nur mit Energien in Kontakt, die in Ihnen blockiert und begraben waren.

Pausieren Sie nach ein paar Minuten und beobachten Sie beide Ihre Atmung. Dann sprechen Sie über Ihre Gefühle während der Übung.

Wir wenden uns nun den mehr alltäglichen Erfahrungen, die von Ihrer persönlichen Kraft abhängen, zu.

Ob Sie Hausfrau oder Geschäftsmann, Handwerker oder Sportler, Studentin oder Krankenschwester sind, Ihre Arbeit beinhaltet regelmässige Begegnungen und Auseinandersetzungen mit anderen Menschen in Situationen, in denen Sie stark sein müssen, um sich durchzu-setzen. Es ist eine natürliche Eigenschaft von Menschen, dass sie ihre Grenzen ausprobieren, und, falls sie keinen Widerstand spüren, ihren eingeschlagenen Weg immer weiter gehen.

Kinder lernen, indem sie tun, was sie wollen, bis sie Widerstand spü-ren. Die Umgebung bietet diesen Widerstand auf die verschiedensten Weisen, von elterlicher Erziehung bis zum Gesetz der Schwerkraft, das nicht umgangen werden kann. Wo immer wir uns hinwenden, gibt es Grenzen, natürliche und von Menschen aufgestellte. Es ist natürlich, dass Kinder das tun, was sie wollen, bis sie gestoppt werden, und ebenso versuchen Erwachsene auf ihre Weise, zu erreichen, was sie wollen und sie in ihre Richtung zu drängen, bis Sie ihnen Ihre eigene Stärke entge-genstellen, so dass sie ihre Grenzen fühlen können.

Wie Sie gesehen haben, haben die letzten Übungen Ihnen eine direkte physische Erfahrung der Stärke eines anderen Menschen ebenso vermit-telt wie die Erfahrung Ihrer eigenen Stärke. In der normalen Aussenwelt können Sie natürlich nicht mit der Schulter gegen jemanden anrennen, um seine Stärke zu erspüren. Alles dies spielt sich auf einer subtileren, psychologischen Ebene ab. Trotzdem hängt Ihr Erfolg davon ab, dass Sie Ihre Stärke zeigen und sie die Menschen um Sie herum sehen und spüren lassen.

Wir haben bereits erörtert, auf welche Weise Ihre Haltung auf den Ausdruck von Kraft oder Schwäche von Einfluss ist. Das gleiche gilt für die Stimmbänder. Schliesslich benutzen wir hauptsächlich die Stimme, um uns auszudrücken. Und die Stimme wirkt mit Sicherheit direkt phy-sisch und emotional auf andere Menschen ein. Einfach indem wir auf eine bestimmte Weise Luft aus den Lungen nach aussen pressen, senden wir Schwingungen aus, die das Trommelfell eines anderen Menschen berühren und zum Schwingen bringen. Die physische Auswirkung ist ebenso stark, als würden Sie jemanden mit der Hand anstossen.

Jeder von uns hat eine charakteristische Stimmqualität und -kraft. Es gibt Menschen mit kräftigen und solche mit gewohnheitsmässig schwa-chen Stimmen. Manche Menschen haben hohe, piepsige Stimmen, man-che Stimmen von tiefer Resonanz. Diese Eigenschaften sind ausserdem ständiger Änderung unterworfen, abhängig von Stimmung, Energie-ebene und der Intention der Mitteilung.

Vor einigen Jahren begann ich an einem Buch mit dem Titel **Stimme und Persönlichkeit** zu arbeiten, in dem ich versuchte, verschiedene Per-sönlichkeitstypen aufgrund der Unterschiede in Resonanz, Umfang, Kadenz, Bereich und anderen Eigenschaften der Stimme zu bestimmen. An einem bestimmten Punkt musste ich das Projekt aufgeben, denn je tiefer mein Einblick in jenen Bereich der Persönlichkeit wurde, desto schwieriger wurde es, allgemeine präzise Schlüsse zu ziehen. Verschiedene wertvolle Erkenntnisse aus diesem Projekt aber behielt ich im Gedächtnis und möchte sie hier als praktische Ratschläge an Sie weitergeben.

Um diese Einteilungen in bestimmte stimmliche Persönlichkeiten zu verstehen, müssen wir uns noch einmal den Mechanismus ansehen, der den stimmlichen Ausdruck hervorruft – den Atemapparat.

Eine gesunde, ungehemmte Stimme ist zum Ausdruck all der unterschiedlichen Emotionen fähig. Wir haben zum Beispiel gesehen, dass Angst die Stimmbänder anspannen lässt und einen hohen Ton, einen Schrei des Entsetzens hervorruft. Die meisten Fälle von Angst sind weniger extrem, aber wir können an diesem Beispiel die allgemeine Wirkung von Angst auf die Atmung und entsprechend auf den stimmlichen Ausdruck erkennen.

Eine Person, die Angst hat und diese nicht durch Handeln herauslassen kann, wird extreme Spannungen in Brust- und Zwerchfellmuskulatur haben, und diese Verspannung wird das Herauspressen der Luft aus den Lungen hemmen. Ein solcher lang anhaltender Angstzustand führt in vielen Fällen dazu, dass diese Person eine schwache, hohe Stimme hat, ohne Kraft oder Resonanz, ohne klangliche Schönheit und Abstufungen der Kadenz, weil die Spannung diese Eigenschaften blockiert.

Auch durch chronisches Blockieren jeder Erregung im Körper und ständig depressiver Atemweise wird natürlich der stimmliche Ausdruck auf bestimmte Weise beeinflusst. Auch diese Menschen haben schwache, sanfte Stimmen, jedoch sind diese Stimmen tief und ohne jemals wesentlich die Tonlage zu ändern. Weil diese Menschen ständig nur geringe Luftmengen zu sich nehmen und darüber hinaus niemals die Bauchmuskeln kräftig einziehen, um die verbleibende Luft hinauszupressen, hat die Stimme nur wenig Kraft.

Andererseits haben Personen unter Stress, die ständig aggressiv vorwärts drängen und vor Ihrer Überlebensangst durch zwanghaften Arbeitsdrang und die Unfähigkeit zur Entspannung davonlaufen, oftmals kräftige Stimmen, hervorgerufen durch die intensive Brustatmung. Aber es fehlt die Fähigkeit zu zartem stimmlichen Ausdruck, die Fähigkeit, mit sanfter Stimme zu sprechen und sich Gefühlen von Entspannung und Sinnlichkeit hinzugeben.

Wie steht es mit Ihrer eigenen Stimme?

Indem Sie beginnen Ihre Atmung zu ändern, werden Sie auch die Qualität und Kraft Ihres stimmlichen Ausdrucks verändern. Sie werden fähig sein, Angst mit einer höheren Stimme auszudrücken als bisher, und Leidenschaft durch eine tiefe Stimme voller Resonanz. Wenn Sie wütend sind, wird die kraftvolle Atmung eine laute, aggressive Stimme hervorrufen. Und wenn Sie entspannt und empfindsam sind, wird Ihre Stimme die Innigkeit und Zärtlichkeit Ihrer Gefühle reflektieren.

Wie Sie bemerkt haben, schliessen viele der Übungen den stimmlichen Ausdruck ein. Die Furcht-Selbstbehauptungs-Übung erlaubt Ihnen den hohen Laut des angstvollen Einatmens und darauf den grollenden Laut roher Aggressivität. Die emotionale Befreiungsübung gibt Ihnen die Freiheit, die Zunge herauszustrecken und all die verbotenen Laute der frühen Kindheit zu erleben. Die Becken-Atem-Übung gibt Ihnen die Möglichkeit der seufzenden Laute leidenschaftlicher Lust. Und in Übungen wie Auf-die-Wand-einhämmern können Sie Ihre Kraft und Aggressivität ausdrücken.

Ich möchte Ihnen noch zwei weitere Übungen vorstellen, die der Erweiterung der stimmlichen Ausdruckskraft dienen. Zunächst die Übung, die ich «Eigene Stärke mit der Stimme ausdrücken» nenne.

Als Kind hörte ich eines Tages einen bestimmten Laut. Ich wollte unbedingt tapfer sein und stellte mir vor, ich sei ein Krieger, allein in den Bergen. Nun, ich war in den Bergen, und ich fand eine Höhle, und anstatt mich vor dem dunklen Inneren zu hüten, zwang ich mich dazu, tief in das Innere der Höhle hineinzugehen. Es war völlig still dort, pechschwarz, und ich tastete mich an einer Seite der Höhle entlang.

Plötzlich hörte ich einen leisen, aber ausserordentlich eindringlichen Laut. Ich wurde steif vor Schreck, und ich musste einen Schrei unterdrücken, den dieser Laut tief in mir auslöste. Der Laut selbst war ziemlich leise, es klang fast wie Wind, der durch einen langen Tunnel bläst. «Hhhaaaahhhhhhhh.»

Das Geräusch hörte auf. Ich bezwang meine Angst und ging ein kleines Stück weiter in den Tunnel hinein, mit dem Vorsatz, nicht aus Furcht wegzulaufen.

Wieder hörte ich das Geräusch, nur diesmal viel lauter. Es war eindringlich und von einer ungeheuren Kraft, obwohl es nicht eigentlich laut war. Wieder wurde ich von Entsetzen gepackt. Ich hielt an. Unabsichtlich lockerte ich ein Stück Fels aus der Wand.

Das Geräusch des fallenden Steines bewirkte eine augenblickliche

Veränderung des Lautes, der aus dem hinteren Bereich der Höhle kam. Er wechselte über in das eindeutige Grollen eines Berglöwen, das die gesamte Höhle mit einer solchen Kraft ausfüllte, dass es mich buchstäblich aus der Höhle hinausstiess. Ich drehte mich um und rannte, unkontrolliert schreiend, so schnell ich nur irgend konnte.

Ich rannte mit der klassischen Energie der Fluchtreaktion, über die wir am Anfang des Buches gesprochen hatten. Adrenalin pumpte durch meinen Körper und trieb mich volle fünf Minuten lang vorwärts, bis ich schliesslich erschöpft anhielt und mich umblickte, ob der Löwe hinter mir her war.

Dieser Laut wird mir immer im Gedächtnis bleiben als der «Laut der Kraft».

Was war passiert?

Der Löwe schlief und wurde durch mein Eindringen in die Höhle geweckt. Dies rief in ihm eine Angstreaktion hervor, und diese Angst wechselte natürlicherweise sofort in aggressives Ausatmen über. Der Löwe gab diesen leisen, zischenden Laut von sich, um mich wissen zu lassen, dass er sowohl erschrocken als auch ärgerlich über mein Eindringen war.

Tiere benutzen also von Natur aus, wenn sie erschreckt werden, diesen Laut, um ihre Stärke auszudrücken. Die Angst wechselte in den «Laut der Kraft» über.

Und dies können Sie ebenso tun.

Erinnern Sie sich, dass der Löwe erst dann wirklich aggressiv grollte, als er sich ernsthaft bedrängt fühlte. Der erste Laut war zwar eindringlich, aber sehr weich und leise. Der Löwe verfolgte mit diesem Laut zwei Ziele: Die Aufladung des Angstgefühls zu entlassen und seine eigene Stärke zu spüren, und zweitens den Herausforderer wissen zu lassen, dass er da war und bereit, sich notfalls zu verteidigen. Diese zwei Dinge drücken wir normalerweise durch den Gebrauch der Stimme aus: Entladung und Kommunikation.

Sie können diesen Laut des Löwen lernen und ihn für ihre eigenen Zwecke einsetzen. Wichtig ist dabei nicht so sehr, einen Herausforderer zu warnen, sondern selbst in Kontakt mit Ihrer eigenen Kraft zu kommen. Es ist dies ein natürlicher Laut, der aber in vielen von uns blockiert ist, aus offensichtlichen Gründen.

Um diesen Laut von sich geben zu können, müssen Sie Ihre Kinnstellung so verändern, als würden Sie beissen, mit den Zähnen angreifen wollen. Dazu muss der Mund geöffnet und das Kinn nach vorn gescho-

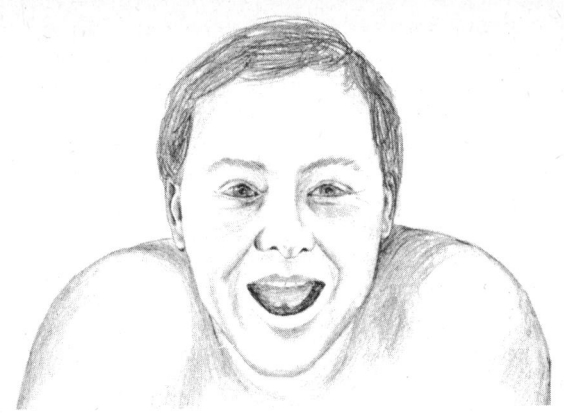

ben werden, so dass die Zähne sichtbar sind. Dabei spüren Sie eine bestimmte Veränderung in den Muskeln des Mund- und Kinnbereichs, ein Gefühl, das augenblicklich die gesamte Bandbreite aggressiver Reaktionen im Körper auslöst. Es ist erstaunlich und bedauerlicherweise für viele unter uns angsteinflössend, unsere natürlichen Kampfinstinkte zu spüren. Wir verbinden diesen instinktiven Beissreflex mit stärkster Bestrafung.

Wir alle haben gelernt, nicht zu beissen. Wir lernten, dass unser Beissen schwerwiegende negative Reaktionen auslöste. Ich erinnere mich an den Moment, als mein Sohn mich zum erstenmal biss. Es kam so unerwartet, dass meine eigene Reaktion vollkommen automatisch ablief. Ich schlug ihn, es war dies eines der wenigen Male, die ich ihn jemals aus dieser Angst-Angriffs-Reaktion heraus geschlagen habe. Wenn jemand Sie beisst, erzeugt dies augenblicklich eine starke Angstreaktion. Und Sie schlagen sofort zurück, um den Angriff zu stoppen. Dies ist eine instinktive Reaktion, die wir ausnahmslos alle in uns haben.

Aber es gibt auch bei dieser Übung einen Trick – derselbe, den wir schon aus anderen Übungen kennen: Lächeln Sie, während Sie Ihren Mund zum Beissen öffnen.

Lassen Sie uns nun zu den subtileren Abstimmungen der Bewegungen in dieser Übung kommen. Zuerst einmal muss die Zunge entspannt im hinteren Bereich des Mundes liegen. Die Lippen sind geöffnet. Sie ziehen die Muskeln des unteren Bauchbereichs zusammen und pressen alle Luft von tief unten heraus, während Sie den Laut der Kraft von sich geben.

Ihre Stimmbänder müssen fast vollständig geschlossen sein, so dass die Luft mit Druck zwischen ihnen hindurch gepresst wird. Auf diese Weise wird ein Laut erzeugt, der wie Zischen klingt.

Der eigentliche Trick ist aber, nicht gleich alle Luft aus Ihren Lungen herauszupressen. Dies würde eher ein Schreien erzeugen. Sie lassen statt dessen den Druck in Ihren Lungen langsam und äusserst kontrolliert durch den Mund entweichen, was Ihnen ein Gefühl für Ihre eigene Kraft und das Gefühl, diese Kraft kontrollieren zu können, gibt. Sie werden so die Stärke kennenlernen, die Sie in Ihrer Bauch- und Brustatmung stets zur Verfügung haben. Sie fühlen, dass Sie mit Hilfe dieser Atmung, die Sie Ihre Stärke spüren lässt, jederzeit bereit zum Handeln sein können. In diesem Zustand werden vorhandene Angstgefühle abgebaut.

Auch in diesem Fall ist positive Verstärkung der gewünschten Verhaltensweise der beste Weg zur Verhaltensmodifikation. Wenn Sie entdecken, dass diese Übung Ihnen Freude an Ihrer eigenen Kraft vermittelt, werden Sie sie wiederholt und immer häufiger machen. Sie wird schliesslich Teil Ihrer normalen Verhaltensweisen werden, bis Sie sie gar nicht mehr als Übung empfinden.

Die Intensität der Übung und die Lautstärke, in der Sie diesen Ton von sich geben, hängt von Ihrer Umgebung und Ihren jeweiligen Bedürfnissen ab. In jeder Situation, in der Sie diesen Ton nicht laut von sich geben könnten, haben Sie die Möglichkeit, die Übung auf folgende Weise zu modifizieren. Sie öffnen beim Ausatmen einfach Ihren Mund und pressen die Luft mit aller Stärke, die Sie in Ihren Lungen fühlen, heraus, jedoch mit einem unhörbaren Laut, den Sie aber trotzdem in Ihrem Inneren empfinden können. Wenn Sie die Übung ein paar mal in ihrer vollen Ausdrucksform gemacht haben, reicht es aus, den Laut extrem leise zu halten, so dass er von anderen nicht gehört werden kann, um den Effekt trotzdem in vollem Umfang zu spüren.

Sogar wenn Sie die Übung nur in Ihrer Vorstellung machen, ohne überhaupt den Mund zu öffnen, können Sie spüren, wie die Muskeln sich anspannen und Sie sich mit Energie aufladen.

Ich hoffe, Sie können nun sehen, dass Sie stets die Wahl haben, Ihr gegenwärtiges Energieniveau zu behalten oder anzuheben. Sie müssen sich nur im gegebenen Moment daran erinnern, Ihre persönliche Kraft zu verstärken, wenn die Situation mehr Vitalität und Stärke erfordert. Nun, da Sie das Werkzeug in Form dieser Übungen besitzen, brauchen Sie es nur noch anzuwenden.

KAPITEL ZWÖLF

Volles Atmen für ein volles Leben

Persönlichkeitsentwicklung und Weitung der Atmung
Integration von Gedanken, Gefühlen und Empfindungen
Abschliessende Übungen und praktische Empfehlungen

In diesem letzten Kapitel werden wir drei der wichtigsten Übungen zur Integration der Atmung in die Gesamtpersönlichkeit kennenlernen. Bevor wir mit den Übungen selbst beginnen, sollten wir uns noch ein wenig mit dem Begriff «Persönlichkeit» und ihrer Beziehung zur Atmung beschäftigen.

Was macht die Persönlichkeit eines Menschen aus? Vor allem spüren wir sein allgemeines Energieniveau. Manche Menschen strahlen ständig viel Energie aus, während andere es kaum schaffen, durch den Tag zu kommen. Natürlich hängt das Energieniveau von der Atmung ab. Diese ist darüberhinaus auch Ausdrucksmittel für die zu unserer spezifischen Persönlichkeit gehörenden emotionalen Gewohnheiten und Ausdrucksweisen. Unsere emotionale Persönlichkeit kann nicht von den Atemmustern getrennt werden.

Ebenso steht es mit unseren charakteristischen Denkgewohnheiten und unserer Spiritualität. Ja, sogar die Art, wie wir gehen und lachen und lieben, wird durch die Atmung kontrolliert.

Wir ändern also mit unseren Atemgewohnheiten auch unsere Persönlichkeit. Wenn Sie beginnen, anders zu atmen, wird sich auch Ihr Selbstbild ändern.

Wir alle wiederstreben jeder Änderung unseres Selbstbildes. Unsere selbstdefinierte Persönlichkeit strebt nach Beständigkeit und unveränderlichen Kennzeichen. Das Bekannte loszulassen und auf das Unbekannte der Persönlichkeitsentwicklung zuzugehen, löst Angst aus. Viele unter uns würden lieber weiterhin unter den existierenden emotionalen Problemen und Atemhemmungen leiden, als eine Verwandlung der Persönlichkeit durchzumachen und Veränderungen zu erleben. Wir können uns vom altbekannten nur schwer trennen.

Andererseits aber sehnen wir uns nach Persönlichkeitswachstum. Dieser Konflikt ist uns allen angeboren. Angst hält uns zurück; Neugier und der Wunsch, sich besser zu fühlen, treibt uns vorwärts.

Da wir nicht wissen, was auf uns zukommt, wenn wir uns der Entwicklung gegenüber öffnen, verspannen wir uns, körperlich und seelisch – der Aufladungsmechanismus der Angstreaktion, über den wir im ersten Kapitel gesprochen hatten.

Wir können aber die Konfrontation mit dem Unbekannten auf verschiedene Weise erleben: wir können mit Angst und Anspannung reagieren, oder wir können mit Erregung und Vorfreude antworten. Angst und Erregung sind die gleichen körperlichen Grundreaktionen, mit dem Unterschied, dass Sie sich mit Angst gegen das Unbekannte sperren, während Sie sich mit Erregung öffnen und der kommenden Erfahrung hingeben.

Und wenn Sie sich der verschiedenen Möglichkeiten bewusst sind, können Sie zwischen ihnen wählen. Sie können Ihre Atmung entweder durch Angst blockieren oder durch Erregung ausdehnen. Sie können das Bewusstsein verlieren – oder es erweitern.

Beginnen Sie einmal, sich dahingehend zu beobachten, wie Sie einer Herausforderung, die Sie auf irgendeine Weise bedroht, begegnen. Reagieren Sie angesichts einer Gefahr mit Angst und Schwäche? Oder begegnen Sie der Herausforderung mit Selbstbewusstsein, positiver Erregung, Stärke und dem Willen, sie anzunehmen und zu siegen?

Atemhemmungen, die Angst statt Erregung erzeugen, sind aus sich selbst heraus gefährlich. Beobachten Sie, dass, wenn Sie mit Angst reagieren, Sie Ihre Fähigkeit, sich zu bewegen und der Gefahr erfolgreich entgegenzutreten, ernstlich reduzieren. Wenn Sie auf die gleiche Gefahr dagegen mit Erregung und erweiterter Atmung reagieren, vergrössern Sie Ihre Erfolgs- und Überlebenschancen erheblich.

Das gleiche gilt bei der Persönlichkeitsentwicklung.

Ich hoffe, dass dieses Buch Ihnen die notwendigen Mittel gegeben hat, nicht nur für physisches und ökonomisches Überleben, sondern auch für emotionale Heilung und geistige Klarheit.

Durch einfaches Beobachten Ihrer Atmung findet in Ihnen eine Veränderung statt. Ihr Selbstbild wird durch die neuen Erfahrungen verändert, und allgemein wird Ihr Persönlichkeitswachstum gefördert.

Wir sind nun an einem Punkt der Erörterung, wo wir uns direkt mit unserer Lebenskraft selbst befassen können. Was veranlasst Sie zu atmen? Haben Sie schon einmal versucht festzustellen, ob es eine Quelle gibt, aus der heraus Ihr nächster Atemzug entsteht? Gibt es so etwas wie eine allgemeine Lebenskraft?

Sie können diese Kraft, die jeden neuen Einatmungszyklus aktiviert, selbst erspüren.

Legen Sie sich auf ein Bett oder einen Teppich, oder draussen ins Gras, und entspannen Sie sich völlig. Richten Sie Ihr Bewusstsein auf die durch Ihre Nase ein- und ausströmende Luft, und machen Sie absolut keine bewusste Anstrengung zu atmen. Beobachten Sie lediglich Ihre Atmung und warten Sie ab, was passiert.

Atmen Sie aus und machen Sie danach keine bewusste Anstrengung, mit der nächsten Einatmung zu beginnen. Bleiben Sie einfach passiv und unbeweglich, bis der Impuls, einzuatmen die entsprechenden Muskelbewegungen aktiviert, die Luft in Ihre Lungen bringen.

Machen Sie das mehrere Atemzüge lang, bis Sie den Körperbereich, aus dem der Impuls, einzuatmen, kommt, bewusst spüren. Legen Sie Ihre Hand auf diese Stelle. In fast allen Fällen liegt diese Stelle in der Nähe des Bauchnabels. Wenn Sie das Gefühl haben, dass diese Stelle höher liegt, dann vielleicht deshalb, weil Sie sich Ihres unteren Bauchbereichs nicht bewusst sind. Entspannen Sie sich und lassen Sie sich Zeit, bis Sie sicher sind, die richtige Stelle gefunden zu haben.

Halten Sie während Ihres Tagesablaufs ab und zu inne und erspüren Sie diese Stelle. Sie werden feststellen, dass sie mit dem Zentrum der Kraft, über das wir im letzten Kapitel gesprochen haben, zusammenhängt. Dass Ihr Kraftzentrum und der Impuls zu atmen in der gleichen Körpergegend zu finden sind, ist kein Zufall.

Wir haben mehrmals in verschiedenen Zusammenhängen über Atemintegration gesprochen, besonders über die Integration von Gedanken, Emotionen und Empfindungen.

Nun kommen wir zu einer Übung, die die verschiedenen Körperzentren, die mit den unterschiedlichen emotionalen und spirituellen Aspekten unserer Persönlichkeit in Verbindung stehen, integriert.

Diese Übung baut auf der auf, die wir gerade gemacht haben. Sie bleiben auf dem Rücken liegen, und nachdem Sie die Stelle, von der Ihr Einatmungsimpuls ausgeht, gefunden haben, legen Sie Ihre Hand auf diese Stelle im unteren Bauchbereich. Dies ist Ihr Kraftzentrum.

Bleiben Sie sich dieses Zentrums bewusst, und legen Sie jetzt die andere Hand auf Ihren Solarplexus, der traditionell als das Atemzentrum bezeichnet wird. Wenn Sie sich gleichzeitig beider Hände dort und Ihres Atems bewusst sind, können Sie innerhalb weniger Atemzüge beide Zentren integrieren.

Heben Sie nun die untere Hand ab und lassen Sie sie auf der Herzregion ruhen. Konzentrieren Sie Ihr Bewusstsein auf die beiden von Ihren Händen bedeckten Zentren, so dass Ihr Herzchakra mit den beiden unteren Zentren integriert wird.

Nach ein paar Atemzügen heben Sie Ihre untere Hand und legen sie auf den Hals, und integrieren Herz- und Halszentrum in Ihr Bewusstsein.

Entspannen Sie Zunge, Kinn und die Stimmbänder. Versuchen Sie, sich gleichzeitig auch den unteren Zentren bewusst zu bleiben, so dass Sie Ihren Körper von unten bis oben in ein einheitliches Bewusstsein einschliessen.

Nun heben Sie wieder Ihre untere Hand und legen sie auf die Lippen.

Danach legen Sie die nun untere Hand auf die Augen und integrieren das visuelle Zentrum mit dem Mundbereich.

Schliesslich legen Sie Ihre untere Hand auf die Stirn, so dass Ihr Bewusstsein sich nun sowohl auf das kognitive Zentrum wie auf die unteren Bereiche erstreckt.

Und zum Schluss legen Sie Ihre untere Hand direkt auf den Scheitel des Kopfes, dort, wo sich nach der traditionellen Yogalehre das oberste Chakra befindet. Dies ist das intuitive Zentrum, und indem Sie dabei bewusst atmen, verbinden Sie das intuitive mit dem kognitiven Zentrum.

Nun, da Sie die verschiedenen Körperzentren kennengelernt und integriert haben, lassen Sie Ihre Hände, ohne zu denken, sich dorthin bewegen, wo sie natürlicherweise ruhen möchten. Ihr Gehirn wird den Bewegungen der Hände folgen und das Bewusstsein dorthin lenken, wo sie den Körper berühren. Dieses auf eine Stelle des Körpers gerichtete Bewusstsein hat eine heilende Kraft, die Sie dorthin lenken können, wo Ihr Körper sie im Moment zu brauchen scheint.

Diese Übung wird vielleicht zu einer Ihrer Lieblingsübungen werden. Die ersten Male werden Sie möglicherweise noch nicht ihre volle Wirkung spüren, aber falls Sie sich dazu motivieren können, sie vielleicht fünfmal innerhalb einer Woche zu machen, werden Sie bald ihren tieferen Sinn erspüren.

Meine Beobachtung ist, dass die meisten Menschen niemals völlig ausatmen, ausser vielleicht während extremer körperlicher Tätigkeit oder Gefühlsentladung. Wir neigen dazu, ein Viertel bis ein Drittel der Lungen ständig mit verbrauchter Luft gefüllt zu halten. Dies trifft mit Sicherheit auf die Stressatmung zu, mit flacher Brustatmung und selten einem tiefen, ausatmenden Seufzer. Und Depression ist, obwohl sie häufig als ein Zustand völliger Ausatmung angesehen wird, in allen Fällen, die mir begegnet sind, nur ein teilweises Ausatmen. Die Bauchmuskeln werden nicht zusammengezogen, wodurch das letzte Drittel der Luft aus den Lungen nicht herausgepresst wird.

Wenn Sie tief in den unteren Bauchbereich hineinatmen, öffnen Sie sich für neue Regionen des Persönlichkeitswachstums. Sie können sich dadurch auf neue Weise empfinden und neuen Aspekten Ihrer Persönlichkeit zum Ausdruck verhelfen. Wollen Sie dies tun? Fühlen Sie sich bei der Vorstellung, neue Bereiche Ihres inneren Selbst zu erfahren, positiv erregt, oder löst allein die Vorstellung davon in Ihnen bereits den Wunsch aus, diese Atemübung als unsinnig und töricht zurückzuweisen?

Wir haben kraftvolle Bewegungsübungen kennengelernt, die tiefes Ausatmen und die Beckenatmung aktivieren, und nun kommen wir zur letzten subtilen Form dieser Atmungsweise – wir geniessen das Gefühl, uns vollständig von Luft zu leeren.

Wir alle haben als Säuglinge in verschiedenen Abstufungen das Gefühl des Hungers und die Angst vor dem Verhungern kennengelernt. Weil wir in der lebenswichtigen Nahrungsversorgung von anderen abhängig waren, entwickeln wir Angstgefühle, wenn unser Magen leer war. Unsere Atemmuster werden von der Angst beeinflusst, einen leeren Bauch zu haben. Wir halten zumindest immer ein wenig Luft in uns, so dass wir die Lungen niemals völlig leer erleben, und irgendwie hilft uns das bei unserer Angst zu verhungern.

Wir begannen die letzte Übung mit dem Kraftzentrum. Es gibt jedoch noch ein unter diesem liegendes Zentrum, mit dem Sie das nächste Mal, wenn Sie die eben beschriebene Übung machen, beginnen können. Dies wird traditionsgemäss als das sexuelle Zentrum angesehen, das unterste Chakra, von dem sich die Yogis so schnell wie nur irgend möglich wegbewegen, als wäre es der Fluch der Menschheit.

Das Hineinatmen in dieses Zentrum hat aber nicht nur einen sexuellen Aspekt. Es bedeutet auch das völlige Sich-leeren, das uns die Möglichkeiten gibt, die darauf folgende Einatmung auf neue Weise zu erleben.

Diese «Übung des völligen Ausatmens» wird Ihnen zunächst vielleicht unangenehm sein, Sie werden glauben, nicht genug Luft zu bekommen und zu ersticken. Dies ist nicht im geringsten der Fall, aber die Atmung fürchtet, in diesen unteren Bereich hineinzugehen, und löst deshalb Alarm aus, um Sie dazu zu bringen, wieder höher in der Brust zu atmen.

Diese Übung ist eine Öffnung zu Bereichen Ihrer Persönlichkeit, die Sie bisher aus Angst vermieden haben. Aber ich versichere Ihnen, dass Sie in diesem Bereich des völlig-ausgeatmet-seins nichts finden werden als nur – sich selbst auf einer Ebene grösserer persönlicher Stärke.

Sie können die Übung auf einem Stuhl sitzend oder im Gehen machen, die beste Körperhaltung dafür ist mit gekreuzten Beinen auf einem Kissen sitzend, falls Ihnen dies möglich ist. Erst einmal beginnen Sie mit dem bewussten Beobachten der durch Ihre Nase ein- und ausströmenden Luft und schliessen dann Ihren ganzen Körper in dieses Bewusstsein ein, wie Sie es in früheren Übungen gelernt haben.

Nun atmen Sie langsam aus, indem Sie durch anhaltendes Zusammenziehen Ihrer Bauchmuskeln alle Luft aus den Lungen herauspressen. Schieben Sie das Becken dabei leicht nach vorn. Machen Sie diese Übung aber nicht mit rauher Gewalt und sportlichem Ehrgeiz, sondern sanft und einfühlsam, dass Sie das Gefühl des Ausatmens geniessen.

Nun halten Sie den Atem an, bis Sie regelrecht nach Luft hungern! Beobachten Sie die unbeschreiblichen Gefühle, die in diesem Zustand in Ihnen hochsteigen.

Und nun kommt die wichtige Änderung Ihres gewohnheitsmässigen Atemverhaltens.

Statt mit sich nach **vorn** ausweitendem Bauch einzuatmen, lernen Sie, nach **oben** und in den Rücken hineinzuatmen. Natürlich strömt die Luft tatsächlich in jedem Fall nur in Ihre Lungen, aber Sie werden das Empfinden haben, als würde Ihr Rücken sich nach hinten und oben weiten.

Durch diese Atemweise werden die Rückenmuskeln, die sehr oft durch in der Kindheit entwickelte Ängste chronisch verspannt sind, sich beim Einatmen zu entspannen beginnen. Dies wird aber nur dann geschehen, wenn Sie Ihr Bewusstsein auf diesen Bereich lenken und sich den entsprechenden Empfindungen gegenüber öffnen.

Ausserdem sollten Sie beim Einatmen Ihr Becken nach hinten verlagern und den Rücken leicht in Richtung eines Hohlkreuzes wölben.

Während Sie «in den Rücken hinein» einatmen, entspannen sich bestimmte Muskeln des unteren Bauchbereiches, trotzdem aber wölbt sich der Bauch nicht. Diejenigen Muskeln, die auf den Darm und die unteren Organe drücken (sollen), um sie an ihrem Platz zu halten, bleiben zusammengezogen. Diese Muskelanspannung ist ein natürlicher Zustand, den viele Menschen verloren haben. Wie wir gesehen haben, zieht Angst entweder alle Bauchmuskeln in extremer Spannung zusammen oder bewirkt deren völlige Erschlaffung.

Wir haben im Bauchbereich Muskeln, die die Organe an ihrem Platz halten und Muskeln, mit denen wir atmen. Durch diese Übung werden Sie lernen zu fühlen, wo welche Muskeln sind und Sie werden lernen, sie richtig zu benutzen.

Nun kommen wir zum wichtigsten Teil der Übung. Statt mit jedem Atemzug tief einzuatmen, werden Sie den Einatmungszyklus anhalten, kaum dass er begonnen hat. Sie nehmen auf diese Weise nur wenig Luft zu sich, etwa ein Viertel Ihres normalen Volumens, und beginnen dann sofort wieder mit der Ausatmung.

In dieser Weise ist diese Übung ähnlich der der «Schulter-Kontakt-Atmung», bei der Sie Ihre grösste Kraft am Ende des Ausatmungszyklus hatten. Den gleichen Effekt finden wir auch in dieser Übung, nur dass wir hierbei in einem mehr meditativen Zustand sind. Sie lernen, das Gefühl persönlicher Stärke mit einem meditativen Empfinden zu verbinden.

Im Abstand von drei oder vier Atemzügen sollten Sie einmal tief einatmen, aber nach oben in den Rücken hinein; nicht nach vorn. Wenn die Atemmuskulatur Ihres Rückens geweitet ist, können Sie sehr tief einatmen, **ohne** die Brustatmung, die mit Erregung und Angst verbunden ist, zu aktivieren. Ihr gesamter Körper wird sich beim Einatmen strecken und grösser werden; das Becken schiebt sich nach vorn und die Wirbelsäule wird gestreckt.

Machen Sie diese Übung zehn oder zwanzig mal, bevor Sie entscheiden, ob Sie Ihnen gut tut. Es erfordert Zeit und immer neue Versuche, bis Sie fühlen, dass Sie sie richtig machen. Sie werden, wenn dieser Zeitpunkt gekommen ist, sich plötzlich eindeutig stärker und weniger ängstlich fühlen.

Auch das «Gegen-die-Wand-trommeln» ist eine ähnliche Übung, bei der Sie mehrere Zeiteinheiten fürs Ausatmen und nur eine fürs Einatmen zählen. Alle diese Übungen stellen einen Teil der instinktiven Atemmuster dar, die wir durch bewusste Bewegung und Atmung zu reaktivieren hoffen.

Eine Variation dieser Übung der «völligen Leere» können Sie beim Gehen ausprobieren.

Atmen Sie, während Sie gehen, fünf Schritte lang aus und den sechsten ein. Nehmen Sie sich Zeit und beeilen Sie sich nicht, irgendwohin zu kommen. Beim Ausatmen schieben Sie das Becken nach vorn und ziehen die Bauchmuskeln zusammen, und während des Einatmens lassen Sie Ihr Becken zurückschwingen, während Sie in den Rücken hineinatmen.

Sie werden bemerken, dass die Beckenregion sich erheblich verändern wird, Ihr Gang wird sich verändern, die Hüften werden anders schwingen als bisher, und Sie werden einen viel festeren Bodenkontakt fühlen.

Noch eine Atemübung ist es wert, erwähnt zu werden. Bei dieser Übung, die aus der Yogatradition kommt, atmen Sie erst im Bauchbereich ein (die Bauchmuskeln entspannen sich), gehen dann zur Zwerchfellatmung über und enden schliesslich mit Brustatmung. Dies ist ein ausbalanciertes, kontrolliertes Einatmen. Bei unserer Atemübung der «völligen Leere» atmen Sie auf ähnliche Weise, nur bleiben Ihre Bauchmuskeln angespannt, und Sie beziehen eine Bewegung des Beckens in die Übung mit ein, was im Yoga in den meisten Fällen tabu ist.

Ich möchte dieses Kapitel mit einer letzten Übung schliessen, die die vollständigste Integration alles bisher Erlernten darstellt.

Es ist die «Geste der Begrüssung», eine Übung, die ich vor sechs oder sieben Jahren entwickelt und bereits in anderen Büchern vorgestellt habe. Die «Geste der Begrüssung» schliesst emotionale, physische, geistige und spirituelle Aspekte in eine Bewegung ein. Wir werden den vollen Umfang der Übung Schritt für Schritt kennenlernen.

Bewegen Sie Ihre Arme entweder im Stehen oder im Sitzen seitwärts ausgestreckt schräg nach hinten, die Handflächen offen nach oben gerichtet, bis Sie eine Streckung des ganzen Körpers und eine Weitung der Atemmuskulatur spüren. Atmen Sie dabei **durch die Nase** ein.

Nun atmen Sie **durch den Mund** aus, mit dem leisen aber eindringlichen Laut der Kraft, das Kinn nach unten und vorwärts geschoben, den Mund zu einer runden Öffnung geformt, während die Atemmuskeln die Luft durch die fast geschlossenen Stimmbänder hindurchpressen, so dass Sie Ihre innere Kraft spüren.

Führen Sie die Arme nach vorn, als würden Sie die Luft vor Ihnen zusammendrücken wollen, so dass Sie Ihre Kraft in den Armmuskeln spüren. Neigen Sie langsam den Kopf, während Ihre Hände sich nach vorn bewegen, so dass Sie mit dem Kopf in den Händen enden.

Bedecken Sie, während Sie vollständig ausatmen, die Augen mit den Händen. Kopf, Hals und Arme sind völlig entspannt, während der Rest des Körpers an der kraftvollen Aktion des Ausatmens beteiligt ist.

Wenn Sie dann schliesslich ein starkes Bedürfnis nach Luft haben, atmen Sie scharf durch die Nase ein, führen Sie gleichzeitig Ihre Arme anmutig wieder nach hinten und richten Sie sich dabei auf, bis Sie in der Ausgangsstellung sind. Blicken Sie dabei nach oben, und dann beginnen Sie wieder von neuem mit der Ausatmung.

Dies ist die «obere Hälfte» der Übung. Nun werden wir uns auf die untere Hälfte Ihres Körpers konzentrieren.

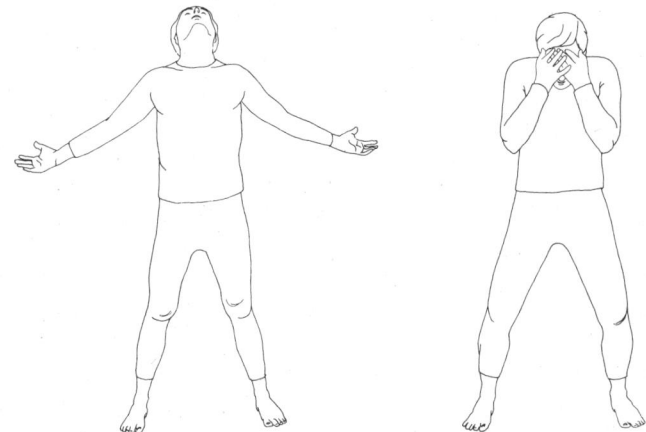

Erinnern Sie sich an die Beckenatmung, die wir vor einiger Zeit bereits kennengelernt hatten. Bewegen Sie das Becken nach hinten und wölben Sie den Rücken beim Einatmen, und dann schieben Sie beim Ausatmen das Becken nach vorn und ziehen die Bauchmuskeln zusammen.

Ihre Knie sind beim Einatmen durchgedrückt und beim Ausatmen leicht gebeugt. Stellen Sie Ihre Füsse etwa zwei bis drei Fusslängen auseinander und achten Sie darauf, dass sie gerade nach vorn ausgerichtet sind. Wenn Sie sie schräg auseinanderstellen, verlieren Sie Energie! Stellen Sie sich vor, Sie wollten Ski laufen, und richten Sie danach entsprechend Ihre Füsse aus.

Jetzt verbinden Sie die Armbewegungen, Kopfbewegungen und Beckenbewegungen und führen die «Geste der Begrüssung» aus!

Beim Einatmen stehen Sie mit geöffneten Händen und nehmen Energie und heilende Kraft auf – und beim Ausatmen sammeln Sie, als ein Akt des Willens, diese Energie und führen Sie, durch die Augen und die Hände, Ihrem gesamten Körper zu.

Fühlen Sie beim Ausatmen den Druck, mit dem Sie die Luft herauspressen. Fühlen Sie Ihre eigene Kraft, die Energieaufladung in Ihrem Körper.

Nun zu Ihren Augen. Es ist diese Feinabstimmung, die diese Übung besonders wirkungsvoll macht. Wir werden eine Art zu sehen kennenlernen, die sowohl in Indien als auch bei den Indianern Amerikas angewandt wird, um eine Erweiterung des Bewusstseins zu erreichen.

Strecken Sie die Arme nach beiden Seiten aus, und bewegen Sie Ihre Hände mit ausgespreizten Fingern nach vorn in Ihr Gesichtsfeld, während Sie entspannt geradeaus blicken, ohne etwas bestimmtes anzusehen. Dies ist völlig verschieden von Ihrer normalen Sehgewohnheit, Ihren Blick stets auf etwas bestimmtes im Raum zu konzentrieren. Allein durch diese Art des Sehens befinden Sie sich in einem veränderten Bewusstseinszustand.

Beim Ausatmen führen Sie jetzt Ihre Arme nach vorn, wie in der «Geste der Begrüssung» beschrieben. Beobachten Sie beide Hände gleichzeitig, aber blicken Sie dabei weiterhin geradeaus, so als würden Sie alles gleichzeitig sehen.

Dies ist der visuelle Teil der «Geste der Begrüssung». Neigen Sie langsam den Kopf in Ihre Hände hinein und beobachten Sie, wie Ihre Hände sich den Augen nähern. Dann schliessen Sie die Augen während des letzten Teils der vollständigen Ausatmung, und bleiben eine Weile in dieser Stellung ruhiger Sammlung.

Mit dieser letzten Übung kommen wir zum Ende meiner Ausführungen, und ich denke, dass Sie nun genügend Übungen kennen, mit denen Sie eine zeitlang arbeiten können. Komplexität hat nichts mit Effektivität zu tun auf dem Gebiet von Atemintegration und Persönlichkeitsentwicklung. Sie können mit diesen Übungen jahrelang arbeiten und werden mit Ihren Erlebnissen und Erfahrungen nie an einen «Endpunkt» kommen.

Während wir uns nun dem Übungsprogramm nähern, möchte ich Ihnen vorschlagen, regelmässig zu den Stellen im Text zurückzukehren, wo die jeweiligen Übungen ausführlich beschrieben und erläutert sind, um noch einmal das Verständnis der Übungen im Gesamtzusammenhang zu sehen. Im nun folgenden Übungsprogramm sind eine Anzahl verschiedener Übungen so zusammengestellt, dass Sie entsprechend Ih-

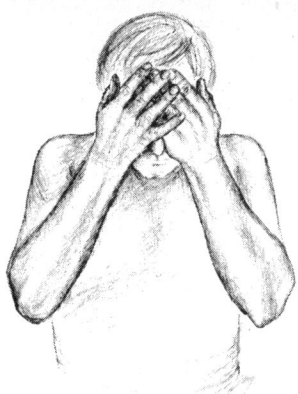

res Interesses, Ihren momemtanen Bedürfnissen und längerfristigen Zielen wählen können, auf welche der Übungen Sie sich jeweils konzentrieren möchten.

Begleitend zu den Übungsbeschreibungen sind auch Tonkassetten erhältlich, die Sie durch die verschiedenen Übungen und Meditationen führen, so dass Sie sich ganz der inneren Erfahrung hingeben können, ohne darüber nachdenken zu müssen, was der nächste Schritt der Übung ist.

Ich wünsche Ihnen Erfolg und aufregende Selbsterfahrungen, und ein Fortschreiten Ihrer persönlichen Entwicklung, während Sie die Konzepte und Übungen in Ihr persönliches Leben integrieren. Unsere Fähigkeiten zu wachsen und uns zu entwickeln warten stets darauf, dass wir uns ihnen öffnen, und ich hoffe, dass dieses Buch Ihnen wertvolle Hilfe für Ihre eigene Heilung und Entwicklung bietet.

Zusammenfassung der Übungen zur Atemintegration

Einführung

Die Übungen der zwölf vorangegangenen Kapitel sind hier noch einmal in Kurzform zusammengefasst, in fünf Abschnitten zu je vier Übungen. Zusätzlich finden Sie eine Zusammenstellung von vier verschiedenen Übungsprogrammen, die Sie auch einzeln auf Tonkassetten erhalten können.

Begleitende Illustrationen werden Ihnen bei der Durchführung der jeweiligen Übung helfen. Bei jeder Übung finden Sie ausserdem einen Hinweis auf die Seitenzahl der jeweils ausführlichen Beschreibung innerhalb des Textes, falls Sie sich eine Übung noch einmal im Gesamtzusammenhang verdeutlichen möchten.

Jede dieser Übungen ist einzigartig und befasst sich mit einem ganz bestimmten Bereich der Atemmodifikation und -integration. Sie finden jeweils Angaben zur Häufigkeit der Anwendung, und werden sich von selbst zu bestimmten Übungen besonders hingezogen fühlen und diese vielleicht in Ihren regelmässigen Tagesablauf einschliessen.

Atembewusstsein und -modifikation ist ein Prozess, ein Wachsen in Ihren Verhaltensweisen und Ihrer tieferen Persönlichkeitsstruktur. Geniessen Sie jeden Augenblick dieser Übungen, und erlauben Sie Ihrer natürlichen Evolution, sich in der ihr eigenen Geschwindigkeit zu entwickeln. Sollten Sie noch besondere Fragen haben, können Sie sich an die am Schluss des Buches aufgeführte Adresse (falls möglich, bitte in englisch) wenden.

Übungen zur Atemerweiterung

Diese Übungen stimulieren eine Erweiterung der Atmung und die Integration von Atmung und Bewegung. Gemeinsam mit den Meditationen der Atembeobachtung enthalten diese Übungen ein tägliches Minimum an direkter Konzentration auf die Atmung, das für ein sinnvolles Fortschreiten Ihrer Entwicklung notwendig ist.

Sie können diese Übungen in zehn bis fünfzehn Minuten machen, Sie können sich aber auch mehr Zeit dafür nehmen und zwanzig bis dreissig Minuten mit einer Übungsserie verbringen oder mit Hilfe einer Kassette arbeiten, die Sie in einer halbstündigen Sitzung durch den Ablauf der Übungen leitet.

Eins

Atmungsdehnung – Gähnen – Herunterbaumeln

Strecken Sie Ihre Hände abwechselnd nach oben über den Kopf, dehnen Sie Ihren gesamten Körper und weiten Sie die Atmung, während Sie nach oben zu Ihren Händen blicken. Atmen Sie dabei durch den Mund und so tief wie möglich in den Bauchbereich hinein.

Atmen Sie tief ein, lassen Sie das Kinn locker fallen und geben Sie beim Ausatmen einen seufzenden Laut von sich, mit dem Sie ein kräftiges Gähnen anregen. Sie können alle möglichen Laute von sich geben, nach denen Ihnen zumute ist, um noch mehr Spannung zu entlassen.

Dann beugen Sie sich langsam vornüber, bis Sie mit Ihren Händen den Boden berühren. Die Knie sind dabei durchgestreckt und die Füsse weit auseinander gestellt. Atmen Sie tief durch den Mund, schütteln Sie Ihren Kopf aus, um den Nacken zu lockern. Strecken Sie die Zunge heraus und geben Sie Laute von sich, die wie Babylaute klingen, springen Sie wie ein Affe herum und lassen Sie durch Vokalisieren alle Spannungen aus sich heraus.

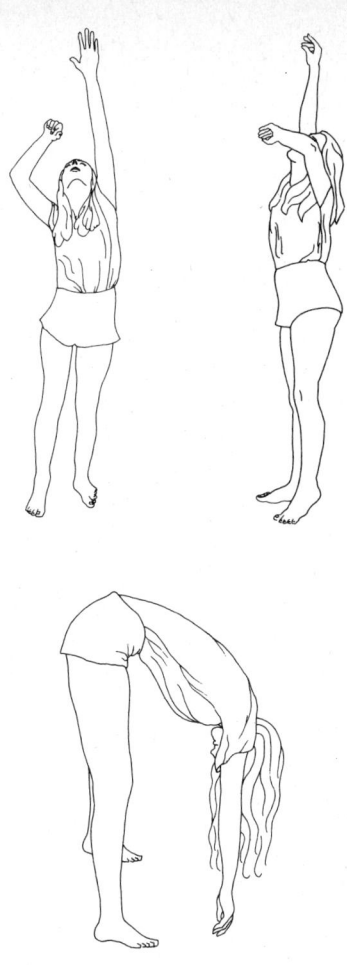

Zwei

Auf und Ab Springen – Aufladen mit Energie

Richten Sie sich langsam aus der herunterbaumelnden Stellung der letzten Übung auf, halten Sie einen Moment inne und beobachten Sie Ihre Atmung, spüren Sie, wie sie sich innerhalb der letzten zwei oder drei Minuten verändert hat.

Springen Sie federnd auf und ab, atmen Sie zwei Sprünge lang ein, zwei aus. Halten Sie Ihre Schultern locker, und springen Sie nur so hoch, dass Ihre Füsse gerade vom Boden abheben. Die Beine sollten dabei gespreizt sein, das Becken leicht vorgeschoben, die Knie locker.

Atmen Sie durch den Mund und lassen Sie Ihre Schultern und Arme locker mit der Bewegung mitschwingen. Springen Sie, so lange Sie möchten.

Sie können sich dabei auch auf der Stelle drehen oder durch den Raum bewegen, um Atmung und Herzschlag zu beschleunigen und Ihren Körper aufzuwecken. Zwingen Sie sich zu keinen Bewegungen, sondern geniessen Sie sie. Ziel der Übung ist, dass Sie sich in entspannter Weise mit einem Lächeln auf dem Gesicht mit Energie aufladen.

Stehen Sie dann ruhig da und beobachten Sie, wie Ihre Atmung sich zu beruhigen beginnt, und stellen Sie fest, was für Emotionen Sie fühlen.

Gehen Sie jetzt auf eine Wand zu und drücken Sie mit Ihrer Schulter gegen sie, lassen Sie die Schulter zurückfedern und treffen Sie immer wieder die Wand, nicht hart, aber mit Kraft. Atmen Sie scharf durch den Mund aus, während Sie drücken, und atmen Sie zwischen den einzelnen Stössen nur wenig ein. Fühlen Sie dabei die Muskeln des unteren Bauchbereichs, dann halten Sie inne und beobachten Ihre Atmung.

Drei

Atmen mit dem Becken – Katzen-Streckübung

Sie liegen auf dem Rücken, die Füsse flach auf dem Boden und die Knie angewinkelt. Beobachten Sie einen Moment lang Ihre Atmung, ohne bewusst aktiv zu atmen. Lokalisieren Sie in Ihrem inneren Bewusstsein die Stelle, von der die nächste Einatmung ausgeht.

Nun atmen Sie aus, indem Sie den unteren Teil des Rückens flach auf den Boden drücken und Ihr Becken nach vorn schieben. Ziehen Sie die Bauchmuskeln zusammen und drücken Sie auch die Füsse fest gegen den Boden, um alle Luft aus der Lunge herauszupressen. Atmen Sie durch den Mund, und drücken Sie die Luft beim Ausatmen mit einem Laut heraus.

Atmen Sie schnell und hörbar durch die Nase ein. Bewegen Sie das Becken zurück, während Ihr Rücken sich beim Einatmen wölbt. Entspannen Sie die Bauchmuskeln und geben Sie sich dem Empfinden des Einatmens hin. Machen Sie dies etwa zehn Atemzyklen lang und lassen Sie die angenehmen Empfindungen Ihren Körper durchströmen.

Richten Sie sich nun auf Hände und Knie auf und führen Sie die Beckenatmung weiter in dieser Stellung aus.

Danach stehen Sie auf, schliessen die Augen und beobachten Ihre Atmung, während Sie eine leichte Beckenbewegung beibehalten.

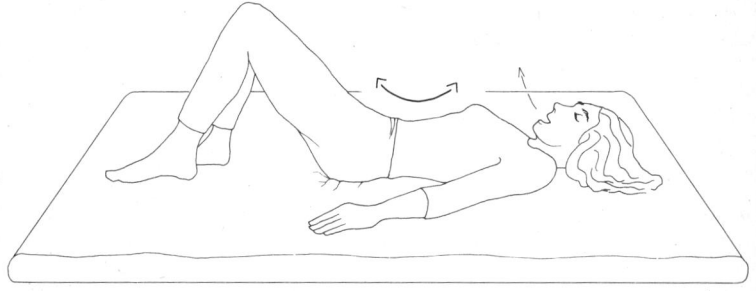

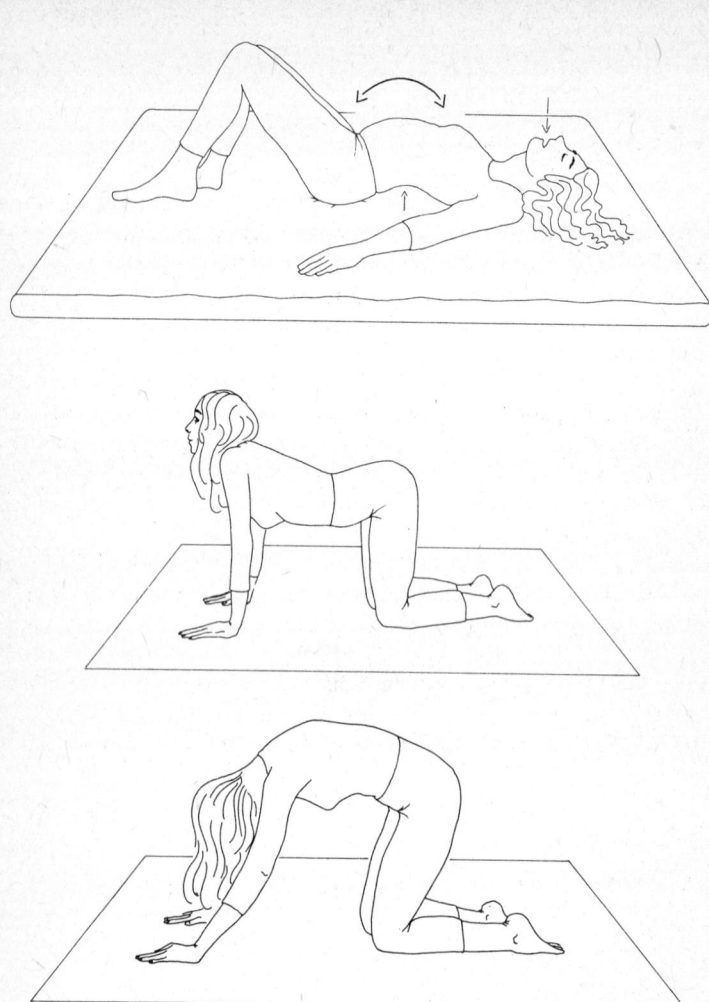

Vier

Die Geste der Begrüssung

Stehen Sie einen Moment lang ruhig da und spüren Ihr Energieniveau und Ihren Gleichgewichtssinn. Atmen Sie vollständig aus und führen Sie beim Einatmen Arme und Hände schräg nach hinten. Dehnen Sie die Brust und bewegen Sie das Becken nach hinten in die Einatmungsposition. Blicken Sie nach oben, aber bleiben Sie sich dabei der Hände zu Ihren Seiten bewusst.

Atmen Sie nun durch den Mund aus mit dem «Laut der Kraft», während Sie Ihre Hände nach vorn führen und das Becken nach vorn schieben. Beugen Sie die Knie und neigen Sie den Kopf in Ihre Hände hinein, und beobachten sie diese, bis sie die Augen in der Geste der Begrüssung bedecken. Atmen Sie nun völlig aus unter Anspannung Ihres gesamten Körpers mit Ausnahme von Kopf und Armen.

Machen Sie weiter mit dem Aufladen (einatmen) und Entladen (ausatmen), langsam und auf meditative Weise, mit bewussten Bewegungen. Geben Sie sich der Einatmung hin, die Sie mit Luft und Kraft auflädt, und atmen Sie dann, als ein definitiver Akt des Willens, aus und bringen Sie die Energie mit Ihren Händen nach vorn in Richtung Ihres Kopfes.

Für diese Übung müssen Ihre Beine weit gespreizt sein mit gerade

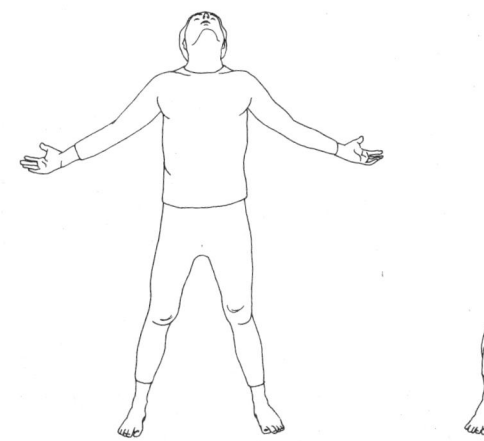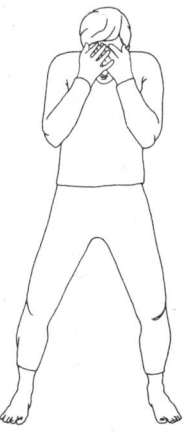

nach vorn ausgerichteten Füssen, der Mund ist beim Ausatmen weit offen, das Kinn vorgeschoben. Die Bewegungen sollten langsam und kraftvoll sein.

Halten Sie nach fünf oder sechs Atemzyklen mit geschlossenen Augen inne und stellen Sie fest, wie Sie sich fühlen. Atmen Sie durch den Mund, falls Sie emotionalen Druck in sich fühlen.

Befreiung blockierter Gefühle

Diese Übungen werden Ihnen helfen, gehemmte Gefühle herauszulassen und Ihre emotionalen Empfindungen in Ihre Gesamtpersönlichkeit zu integrieren. Die «Emotionale Befreiung» dauert zwischen zwanzig und dreissig Minuten und gibt Ihnen die Möglichkeit, auf völlig ungefährliche Weise, welche Emotionen auch immer in Ihrem Inneren unter der Oberfläche liegen, herauszulassen.

Die stimmlichen Übungen stehen mit dieser emotionalen Befreiung in Verbindung, sind aber mehr darauf ausgerichtet, Emotionen stimmlich zu entladen. Sie machen am besten jede der Übungen einmal wöchentlich, an verschiedenen Tagen.

Die Furcht-Selbstbehauptungs-Übung ist eine der wichtigsten. Ich schlage vor, dass Sie diese kurze, zweiminütige Übung zeimal täglich machen, um einmal ein regelmässiges Lernen zu gewährleisten und darüber hinaus das normale Ausmass an Angst- und Wutgefühlen, das wir jeden Tag erzeugen, zu entladen.

Ebenso sollte auch die Atemintegrationsübung am besten zweimal pro Tag gemacht werden. Die Übung selbst braucht nur zwei Minuten. Sie werden durch sie schnell die Integration der kognitiven, emotionalen, sensitiven und intuitiven Zentren Ihres Gehirns erreichen.

Eins

Emotionale Befreiung

Ziehen Sie sich in einen ruhigen Raum zurück, wo Sie mit Sicherheit in der nächsten halben Stunde nicht gestört werden. Beginnen Sie mit der Übung des Auf- und Abspringens, um Ihr momentanes Energieniveau so weit wie möglich zu erhöhen, und legen Sie sich dann mit angewinkelten Beinen ohne bzw. mit lockerer Kleidung auf den Rücken.

Atmen Sie tief und regelmässig durch den Mund. Schliessen Sie die Augen und konzentrieren Sie sich auf die momentanen Empfindungen in Ihrem Körper. Machen Sie keine bewusste Anstrengung «etwas zu bewirken». Beobachten Sie einfach, was von Natur aus in diesem Augenblick mit Ihren Emotionen geschieht.

Wenn Sie einen Druck von Gefühlen in sich aufsteigen fühlen, atmen Sie in diesen hinein. Und wenn Sie eine Blockierung in Ihrer Atmung oder Ihrer Kehle fühlen, atmen Sie in diese Blockierung hinein und lassen Sie den Ablauf der emotionalen Entladung Sie überwältigen.

Hingabe ist das Schlüsselwort für diese Übung.

Konzentrieren Sie sich aber nicht nur auf heftige Gefühlsentladungen. Sich in die subtilen Abstufungen hineinzuspüren, ist ebenso wichtig. Ihr Erleben wird jedesmal anders sein. Beenden Sie die Übung, indem Sie sich aufsetzen, Ihre Atmung beobachten und über das gerade Erlebte reflektieren.

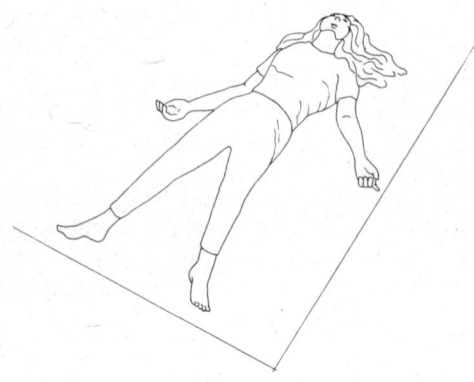

Zwei

Übungen mit der Stimme

Stehen Sie mit weit gespreizten Füssen, die Hände auf den angewinkelten Knien und den Kopf nach vorn gestreckt. Öffnen Sie den Mund, schütteln Sie den Kopf kräftig hin und her, und lassen Sie die Laute entweichen, die natürlicherweise herauskommen, wenn Sie jetzt Ihre Bauchmuskeln fest zusammenpressen.

Wechseln Sie zum Laut der Kraft über, einem weichen, kontrollierten, katzenartigen «Hhaaaahhhh!» mit vorgeschobenem Becken und wie zum Beissen geöffneten Mund.

Schliessen Sie nun Ihre Augen, entspannen Sie sich, atmen Sie tief ein, öffnen Sie den Mund und geben Sie einen weichen, sinnlichen Laut von sich, «Aaahhhhhh!» Gähnen Sie ein paar mal, und lockern Sie sich. Beginnen Sie mit einem hohen Ton und lassen Sie ihn absinken.

Dann setzen Sie sich, konzentrieren sich für einen Moment auf die Atmung, und beginnen dann, «Aaaaooooouuuuummmmmmmmm!» zu singen. Lassen Sie den Laut in Ihrer natürlichen Tonhöhe und Klangfarbe herauskommen. Beginnen Sie leise und lassen Sie den Ton mit jedem Atemzug anschwellen, bis er voll und resonant ist und Ihren Körper vibrieren lässt.

Gleichfalls im Sitzen können Sie den Sufigesang des schnellen «Hah!» probieren, mit begleitenden Kopfbewegungen und schneller Atmung. Sitzen Sie danach ruhig und spüren Sie die Wirkung der Vokalisation.

Drei

Furcht und Selbstbehauptung

Stehen Sie mit gespreizten und nach vorn ausgerichteten Füssen und halten Sie mit geschlossenen Augen inne, um Ihre Atmung zu erspüren.

Stellen Sie sich jetzt die volle Angstreaktion vor, das scharfe Einatmen durch den Mund und das vor Schreck nach oben blicken. Jetzt machen Sie diese Bewegungen, Augen offen, Hände bewegen sich nach hinten, um den Brustkorb zu dehnen, Knie sind durchgedrückt. Geben Sie dabei einen Laut von sich, als würden Sie nach Luft schnappen.

Jetzt kommen Sie zum zweiten Teil. Springen Sie nach vorn in die Luft und landen Sie kraftvoll auf den Füssen, mit Ihren Händen auf den angewinkelten Knien. Grollen Sie dabei wie ein Löwe, lassen Sie die Energie in Ihrem Körper aufsteigen und schliesslich durch den Mund und die Augen herauskommen.

Nach einem vollständigen Ausatmen und Anhalten beginnen Sie wieder von neuem mit der schnellen, scharfen Einatmung. Vergessen Sie nicht die Freude an Ihren Bewegungen und Ihrer Kraft! Sie können diese Übung solange machen, wie es Ihnen angenehm ist.

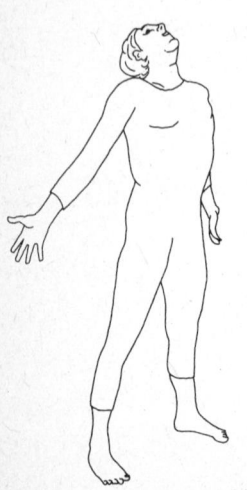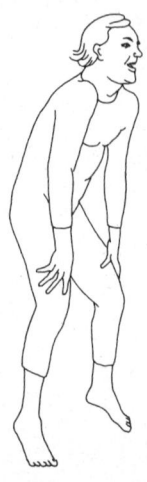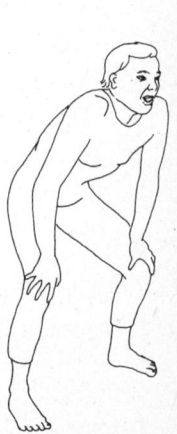

Vier

Atemintegration

Sitzen Sie an einem ruhigen, friedvollen Ort. Konzentrieren Sie sich auf die durch die Nase strömende Luft. Spüren Sie, welches Nasenloch weiter geöffnet ist. Werden Sie sich der unterschiedlichen Empfindung des Ein- und Ausatmens bewusst.

Nun halten Sie beim Einatmen das Wort «Gedanke» in Ihrem Geist. Beim nächsten Ausatmen konzentrieren Sie sich auf das Wort «Gefühl». Beim nächsten Einatmen ist es das Wort «Empfindung». Und den Schluss beim nächsten Ausatmen bildet «Intuition». Sagen Sie sich diese Worte unhörbar leise, aber für Sie selbst auf der Zunge fühlbar. Nach diesen zwei Atemzyklen bleiben Sie für zwei Zyklen bei dem Wort «Intuition» und fangen dann wieder von vorn an. Bei dieser Meditation gibt es keine zeitliche Beschränkung.

Die eigene Stärke spüren

In diesen Übungen verbinden wir persönliche Stärke mit Freude. Die Bewegungen der Übungen aktivieren den Atemreflex des Entladens und der Aggression, aber unser Gesicht behält dabei ein Lächeln.

Die Integration von persönlicher Stärke und Freude ist ein Schlüsselfaktor in diesem Programm, weshalb diese Übungen zu den wichtigsten des Buches gehören.

Eins

Die Freude an der eigenen Kraft ausdrücken

Stehen Sie mit gespreizten Beinen, Füsse nach vorn ausgerichtet und beobachten Sie Ihre Atmung.

Heben Sie beim Einatmen die Hände über den Kopf und ballen Sie sie zu Fäusten. Spüren Sie Ihre Kraft, während Sie den Rücken nach hinten neigen und das Becken in die Einatmungsposition bringen. Spannen Sie den ganzen Körper an.

Beginnen Sie das Ausatmen mit einem «Haaaiiiyyy»-Laut in Ihren Lungen gepresster Luft, und während Sie die Arme mit den Fäusten nach vorn schwingen, als würden Sie etwas treffen wollen, wechselt der Laut in ein «Iaaaahh!»

Machen Sie diese Übung spielerisch und nicht zu hart. Nach einer Anzahl «Schlägen» halten Sie inne und spüren, wie Sie jetzt atmen und sich fühlen.

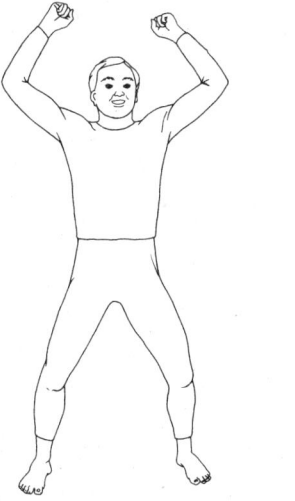 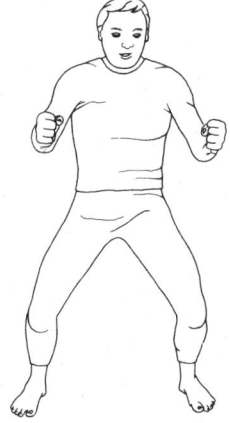

Zwei

Rennen – das positive Erlebnis des Entkommens

Halten Sie mit geschlossenen Augen inne und stellen Sie sich vor, dass Sie etwas bedroht, das zu gross und kräftig ist, um es zu bekämpfen. Die Alternative zu dieser Situation ist, durch Weglaufen zu entkommen.

Öffnen Sie also Ihre Augen und beginnen Sie zu rennen, entweder auf der Stelle oder innerhalb des Raumes, oder aber auch draussen. Denken Sie aber daran, dass Sie erfolgreich weglaufen und dass es ein herrliches Gefühl ist, der Gefahr zu entkommen. Behalten Sie das innere Lächeln auf Ihrem Gesicht und atmen Sie tief durch den Mund.

Sie können laut zu sich selbst sagen: «Ich laufe weg, niemand kann mich aufhalten, ich bin frei!»

Rennen aktiviert ein instinktives Gefühl von Stärke und positiver Aggressivität. Freiheit und Rennen sind eng miteinander verbunden. Halten Sie ein und lassen Sie Ihren Atem sich beruhigen. Atmen Sie währenddessen durch den Mund, und bleiben Sie offen gegenüber möglicherweise in Ihnen aufsteigenden Emotionen.

Drei

Die Pow(Paohh)-Übung

Diese Übung können Sie sowohl allein als auch mit einem Freund machen.

Stehen Sie mit den Füssen fest auf dem Boden und machen Sie mit Armen und Fäusten Bewegungen wie beim Boxen, als würden Sie eine vor Ihnen stehende Person treffen wollen. Arme und Fäuste sind vorwärts gerichtet, als würden Sie auf die Brust des Gegners zielen.

Sagen Sie jedesmal, wenn Sie den imaginären Gegner treffen, «Paaooohhhh!», so dass der Laut mit dem Treffer zusammenfällt. Atmen Sie durch den Mund, und atmen Sie in der Vorwärtsbewegung bis zum Treffer aus.

Achten Sie darauf, dass sich der ganze Körper mitbewegt. Auch bei dieser Übung sollten Sie die Freude an den Bewegungen und das Lächeln nicht vergessen.

Halten Sie ein, schliessen Sie die Augen und beobachten Sie, was in Ihnen geschieht.

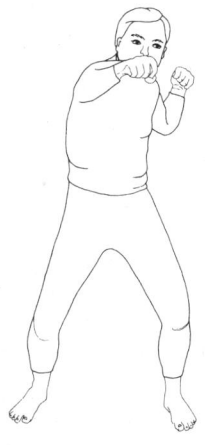

Vier

Gegen die Wand trommeln

Suchen Sie sich eine Wand, gegen die Sie mit den Fäusten trommeln können. Beginnen Sie spielerisch erst mit einer Faust und dann mit der anderen. Benutzen Sie dafür die weiche Seite Ihrer Fäuste. Wenn Sie möchten, können Sie weiterhin den «Paaooohhhh»-Laut einschliessen. Halten Sie Ihre Arme hoch und benutzen Sie die Bewegungen der Ellbogen und Schultern, um den Treffer zu erzeugen.

Schlagen Sie dabei mit folgendem Rhythmus:

Atmen Sie drei Treffer lang aus und den vierten ein. Schlagen Sie kräftig genug, um wirklichen Kontakt zur Wand zu spüren, anderseits natürlich nicht so hart, dass Sie sich wehtun.

Pausieren Sie und beobachten Sie Ihre Gefühle.

Sie können genauso auch auf Ihren Körper trommeln. Fangen Sie mit den Bauchmuskeln an, schlagen Sie hart genug, dass sie durch Zusammenziehen und Anspannen die inneren Organe schützen müssen. Trommeln Sie dann höher, und weicher, auf Ihren Solarplexus. Und schliesslich trommeln Sie auf Ihre Brust wie Tarzan, womit Sie Ihre Atemmuskulatur anregen.

Dann pausieren Sie und beobachten die Veränderungen Ihrer Atmung. Diese werden nach dieser Übung erstaunlich sein!

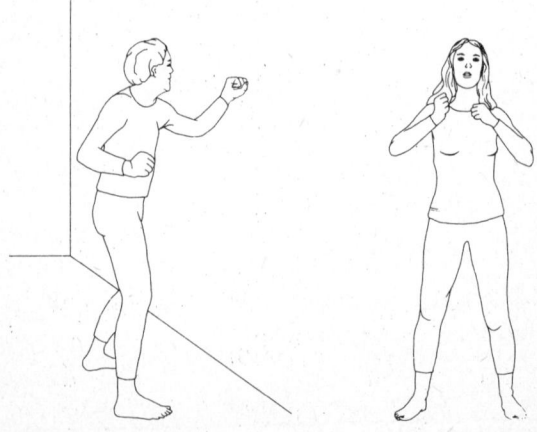

Entspannung und Meditation

Diese Übungen sind im Gegensatz zu den vorangegangenen nicht so sehr um körperliche Bewegungen bemüht, sondern es sind mehr innere Bewegungen in der Richtung einer Bewusstseinserweiterung.

Wir beginnen mit dem «Beobachten des Atems», des traditionellen Zen-Bewusstseins, gehen dann weiter zu Atemtechniken der Tantra- und Yogatradition, wonach wir uns der kontrollierten Yoga-Entspannungsatmung zuwenden und schliesslich mit der integrierten Atemerweiterung enden.

Eingeschlossen ist auch die Atemmeditation der «völligen Leere» sowie die Meditation des visuellen Atmens, die das visuelle Zentrum mit dem Atemzentrum verbindet und so zur Bewusstseinserweiterung führt.

Eins

Das Beobachten des Atems (Zen-Bewusstsein)

Sitzen Sie ruhig und schliessen Sie die Augen. Spüren Sie bewusst das Ein- und Ausströmen der Luft durch Ihre Nase. Werden Sie sich bewusst, wie Sie atmen, ohne in diesen Ablauf einzugreifen.

Spüren Sie, wie die durch Ihre Nase strömende Luft Ihr Bewusstsein natürlicherweise zum «Dritten Auge», das zwischen den Augen über der Nasenwurzel liegt, lenkt.

Stellen Sie fest, welches Nasenloch in diesem Moment weiter geöffnet und welches weiter geschlossen ist.

Erweitern Sie das Bewusstsein auch auf andere Atembewegungen, aber bleiben Sie sich der Empfindungen in der Nase dabei bewusst.

Lassen Sie das innere Lächeln an dieser Übung teilnehmen. Geben Sie sich allem hin, was Sie in diesem Zustand erfahren, trotzdem aber sollte Ihr Bewusstsein immer auf die durch die Nase strömende Luft gerichtet bleiben.

Zwei

Atmung der rechten und linken Hemisphäre

Ihr Bewusstsein bleibt wie in der vorigen Übung auf den Bereich der Nase gerichtet, nun aber führen Sie eine Hand zur Nase und schliessen für einen Ein- und einen Ausatmungszyklus das eine Nasenloch mit dem Daumen.

Nun wechseln Sie zum anderen Nasenloch über, indem Sie den Daumen dort entfernen und das andere mit dem Zeigefinger schliessen.

Tun Sie dies ungefähr zwölf mal, bleiben Sie dabei entspannt, mit einem inneren Lächeln im Gesicht. Dann atmen Sie wieder normal durch die Nase und vergleichen die jeweils unterschiedlichen Empfindungen, die Sie erlebt haben.

Sie können auch andere Atemrhythmen anwenden. Atmen Sie zum Beispiel durch das linke Nasenloch ein und durch das rechte aus, indem Sie wieder Daumen und Zeigefinger zu Hilfe nehmen. Nach zehn Malen wechseln Sie die Seiten. Noch eine Variante: Atmen Sie sechs Atemzüge lang nur durch die linke Seite, und wechseln Sie dann erst für sechs Atemzüge zur rechten Seite über.

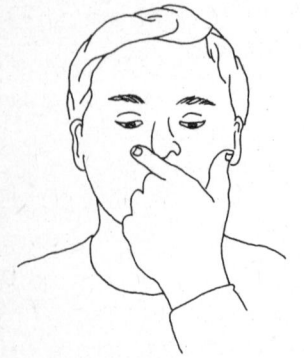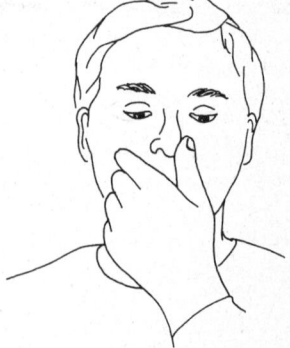

Drei

Yoga-Atemtechniken
(Techniken der kontrollierten Atmung)

Sitzen Sie ruhig und beobachten Sie einen Moment lang Ihre Atmung. Atmen Sie dann heftig durch die Nase ein, so dass Sie die Lungen in zwei Zähleinheiten (etwa 2 Sekunden) füllen.

Halten Sie den Atem für vier Zähleinheiten.

Atmen Sie sechs Einheiten lang aus.

Halten Sie den Atem bis vier.

Atmen Sie wieder zwei Einheiten lang ein.

Setzen Sie dies fort, solange es Ihnen angenehm ist. Experimentieren Sie mit verschiedenen Abstufungen von Muskelanspannung im Bauchbereich während des Ausatmens und Haltens.

Die Übung der völligen Leere

Atmen Sie völlig aus und bleiben Sie solange mit eingezogenen Bauchmuskeln in ausgeatmeter Stellung, bis Sie nach Luft hungern. Dann atmen Sie ein, aber «den Rücken hinauf» statt «nach vorn hinaus». Und atmen Sie nur ein Viertel des Weges ein, bevor Sie wieder bis zur völligen Leere ausatmen. Machen Sie dies dreimal und erlauben Sie sich dann eine volle Einatmung «den Rücken hinauf», bevor Sie wieder mit dem alten Zyklus beginnen.

Vier

Integrierte Atemerweiterung

Sitzen Sie ruhig und richten Sie Ihr Bewusstsein auf die Nasenatmung. Lassen Sie Ihr Bewusstsein den ganzen Kopf ausfüllen, als würden Sie in den Kopf hineinatmen.

Dann lassen Sie Ihr Bewusstsein sich ausdehnen, bis es **mühelos** den ganzen Körper **gleichzeitig** erfüllt.

Wenn Sie dies erreicht haben, dehnen Sie Ihr Bewusstsein weiter aus, bis es den Raum, in dem Sie sich befinden, ausfüllt.

Sie können Sich zusätzlich vorstellen, dass Sie ebenso durch die Augen wie durch die Nase ein- und ausatmen. Mit jedem Einatmen nehmen Sie die äussere Welt in sich auf, und mit jedem Ausatmen lassen Sie Ihre Gegenwart und Ihre Kraft nach aussen strömen, so dass eine Harmonie zwischen Aufnehmen und Aussenden besteht.

Öffnen Sie die Augen, blicken Sie auf nichts bestimmtes, und atmen Sie weiter «durch die Augen».

Übungen mit einem Freund

Diese Übungen mit einem Partner zu machen, kann von grossem Wert für den Erfolg sein. Wenn Sie jemand anderen an Ihren Gefühlen, Ihrer Empfindsamkeit, Ihrer Vitalität und Stärke teilhaben lassen können, werden Sie schneller die alten Angstreaktionen der Kindheit dekonditionieren und eine neue Spontanität entwickeln können.

Auf der letzten Seite des Buches finden Sie eine Adresse, an die Sie sich wenden können, wenn Sie erfahren möchten, ob und wo Sie mit anderen in einer Gruppe an Ihrem Atem arbeiten können. Ausserdem werden Sie von regionalen Atemseminaren benachrichtigt werden, wenn Sie Ihre Adresse mit der Bitte um Information einsenden. In Gruppen zu arbeiten ist oft eine grosse Hilfe, um die Übungen korrekt zu lernen und die eigenen Erfahrungen mit anderen zu teilen.

Sie können die nun folgenden Übungen mit Ihrem Freund oder Nachbarn oder Ihrer Familie machen oder einfach mit jemandem, der ebenfalls an der Verbesserung seiner Atmung interessiert ist.

Eins

«Fechten» – «Ringen»

Der Wunsch nach körperlichem Kontakt ist ein menschliches Grundbedürfnis. Als Kinder verbrachten wir viel Zeit damit, uns einfach aus Spass an der Sache mit anderen herumzubalgen, sofern dieses Verhalten nicht blockiert war. Genau wie junge Katzen oder Hunde haben wir das Verlangen, unsere eigene Stärke und die der anderen zu fühlen. Wir werden dies hier gemässigter in Form einer Übung tun.

Stellen Sie sich Ihrem Partner gegenüber auf, und schlagen Sie sich gegenseitig nacheinander mit der flachen Hand. Treffen Sie hart genug, um den anderen wirklich zu fühlen, aber niemals so hart, dass Sie ihn verletzen oder eine wütende Reaktion in ihm auslösen würden.

Achten Sie auf Ihr Lächeln und die Freude an der Übung. Sie kämpfen nicht, und es gibt keinen Gewinner. Dies ist eine Atemübung! Lassen Sie sich gegenseitig Zeit.

Dann agieren Sie, als hätten Sie beide einen Degen in der Hand. Versuchen Sie sich gegenseitig zu berühren und die «Angriffe» des anderen abzuwehren. Haben Sie Spass daran, lachen Sie, und lernen Sie sich gegenseitig dabei kennen.

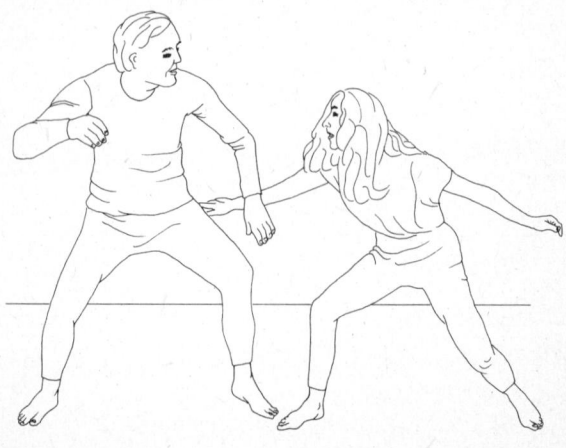

Zwei

Schulter-Kontakt-Atmung

Stellen Sie sich Ihrem Partner gegenüber auf, die Knie leicht gebeugt und stehen Sie mit den Schultern zueinander. Nun beginnen Sie, einmal fest gegen die Schulter Ihres Partners zu stossen.

Sofort darauf stossen Sie sich gegenseitig mit den Armen wieder voneinander ab, um in eine aufrechte Stellung zu gelangen, und versuchen dann wieder, mit den Schultern aneinander zu stossen.

Machen Sie diese Übung, solange Sie möchten. Versuchen Sie, mehr aus- als einzuatmen. Je «leerer» Sie sind, desto mehr Stärke haben Sie.

Auch hier darf die Freude am gemeinsamen Spiel ebenso wie Ihr inneres Lächeln nicht verloren gehen.

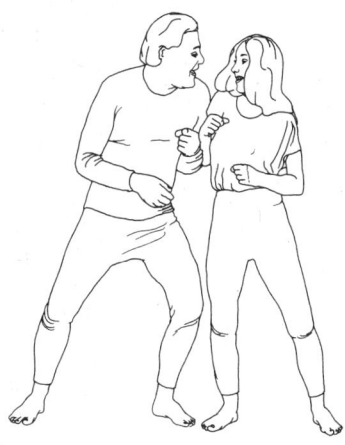

Drei

Gefühle stimmlich ausdrücken

Sie können jederzeit zu einer beliebigen Übung zurückkehren, die stimmlichen Ausdruck beinhaltet, und die Übung noch einmal gemeinsam erleben.

Allzu häufig werden Kinder dafür bestraft, dass sie natürliche Laute von sich geben. Dies führt zu Hemmungen, über die wir im Erwachsenenalter bewusst hinauswachsen müssen.

Nehmen Sie zum Beispiel die Übung «Freude an der eigenen Kraft ausdrücken» mit dem «Haaaiii-iaahh!»-Laut, die Sie gemeinsam machen können, oder die Furcht-Selbstbehauptungs-Übung, die geradezu klassisch für eine Partnerübung ist. Achten Sie nur darauf, sich nicht gegenseitig zu verletzen.

Auf einer mehr meditativen Ebene können Sie den Sufi-Gesang und das «Aaaooouuummmm» zusamen singen. Vielleicht fallen Ihnen sogar noch andere Beispiele ein, die Sie hier miteinbeziehen können.

Vier

Die «Starrtherapie»

Setzen Sie sich Ihrem Partner gegenüber und starren Sie ihm ins Gesicht. Sehen Sie nichts bestimmtes in diesem Gesicht an, sondern erlauben Sie dem Bild leicht unscharf zu werden während Sie ungefähr in Richtung Nasenwurzel blicken. Nehmen Sie sein ganzes Gesicht auf einmal statt nur einzelne Details wahr. Atmen Sie tief, und warten Sie ab, was passiert.

Sehr oft sehen Sie das Gesicht sich irgendwie verändern, oder Sie haben sogar regelrechte Halluzinationen. Atmen Sie weiter, und bleiben Sie gegenüber neuen visuellen Erfahrungen offen. Sie werden vielleicht die in Ihrem Inneren verborgenen Ungeheuer Ihrer Kindheit kennenlernen, falls sie erscheinen, und Sie werden sehen, dass sie interessant, aber nicht angsteinflössend sind. Dadurch wird ein ganzes Spektrum unbewusster Angstmuster dekonditioniert werden. Sprechen Sie nach der Übung mit Ihrem Partner über Ihre Erfahrungen.

Visualisieren der Übungen

Nachdem Sie diese Übungen einige Male gemacht haben, werden Sie sehen, dass es ausreicht, wenn Sie einfach dasitzen und sich an eine Übung erinnern, um diese Übung auf sehr subtile Weise so zu empfinden, als würden Sie sie tatsächlich ausführen. Auch die Atmung wird dabei beeinflusst.

Stellen Sie sich zum Beispiel die «Pow»-Übung vor, und beobachten Sie, wie Ihre Atmung sich in die Richtung der Bewegungen dieser Übung verändert. Umgekehrt, wenn Sie sich entspannen wollen, stellen Sie sich das Gähnen und Herunterbaumeln vor, und Sie werden den Effekt der Übung spüren.

Wenn immer also Sie sich irgendwo befinden, wo Sie die Übungen nicht ausführen können, brauchen Sie sie sich nur vorzustellen, um ihre Wirkung zu spüren.

Kinder und Atemübungen

Wenn Sie Kinder haben oder mit Kindern arbeiten, können Sie versuchen, ihnen die Übungen Schritt für Schritt beizubringen; dazu einige Vorschläge.

Am Wichtigsten ist die Kinder zu ermutigen, sich mit ihren eigenen Atemmustern zu beschäftigen. Meine Erfahrung ist, dass Kinder, wenn ein Erwachsener eine Übung (vor)macht, sofort die Idee und das Wesen der Übung aufnehmen und weiterbenutzen. Sie suchen hauptsächlich nach der Bestätigung, dass das Beobachten der Atmung wertvoll und erlaubt sei.

Ohne sie zwingen zu müssen, werden Sie erleben, dass viele Kinder fast alle hier aufgeführten Übungen machen möchten. Wichtig ist natürlich zu zeigen, wie die Übungen gemacht werden und Hilfestellung darin zu geben, wie sie angegangen werden und was in ihnen erfahren werden soll.

Natürlich haben auch Kinder bereits zahlreiche Atemhemmungen, und jedes Kind ist verschieden. Daher werden Sie entsprechend die verschiedensten Reaktionen auf die Übungen erfahren. Zumindest mit etwas älteren Kindern ist auch eine bewusste Erörterung der Themen sehr hilfreich. Geben wir den Kindern eine Möglichkeit, früher als wir den Prozess zu beginnen, unsere natürliche Atmung zurückzuerlangen.

Zu dem vorliegenden Buch wurde vom Autor John Selby ein Acht-Cassetten-Programm entwickelt, das eine vielfache Auswahl nach persönlichem Interesse ermöglicht:

Cassette 1 «Übungen zur Entwicklung persönl. Kraft»   DM 24,–

Seite A   Vitalität und persönliche Stärke
Unter gesprochener Anleitung können Sie sich durch zwölf aufeinander abgestimmte Bewegungsübungen führen lassen, die auch im Buch abgebildet sind, um die instinktive Lebensenergie zu wecken und Körper und Geist in Einklang zu bringen.

Seite B   Steigerung der persönlichen Kraft
Speziell entwickelte Bewegungsübungen, die der Tradition der Indianer Nordamerikas, dem Tai Chi, der Bioenergetik und dem eigenen Programm des Autors entnommen wurden, intensivieren die persönliche Kraft und Vitalität.

Cassette 2 «Zentrieren und Entspannung»   DM 24,–

Seite A   Das Herabsetzen von Stress im Körper
Steht der Mensch unter ständiger Überbelastung, können unangenehme körperliche Folgen auftreten. Diese Cassette ist eine wertvolle Hilfe, anhaltende Belastungen von Geist und Körper durch eine Ganz-Körper-Entspannungssitzung zu reduzieren und das natürliche Gleichgewicht des Körpers und der Emotionen wiederherzustellen.

Seite B   Belebung durch Zentrieren
Durch sanfte Bewegungsübungen und Meditationen aus der Yoga-Tradition und dem Programm des Autors werden ungeahnte Kräfte geweckt und freigesetzt, die Geist und Körper beleben.

Cassette 3 «Emotionale Entwicklung» · DM 24,–

Seite A   Ausdruck und Befreiung der Gefühle
Diese Sitzung führt Sie durch ein tiefes Erlebnis, in dem Sie Ihre
unterschiedlichen Emotionen erfahren und diese ins Gleichgewicht
bringen können, so daß ein freier Ausdruck der Empfindungen und
deren Entwicklung möglich wird.

Seite B   Heilung und Erweiterung der Gefühle
Mit Hilfe besonderer Atem- und Entspannungstechniken wird die
Aufmerksamkeit des Körpers auf die emotionalen Verletzungen der
Vergangenheit gerichtet, so daß zurückgehaltene Wut, Traurigkeit,
aber auch Freude und Kraft auf einem sicheren Weg befreit werden,
damit Heilung und Wachstum möglich sind.

Cassette 4 «Innere Heilkraft aktivieren» · DM 24,–

Seite A   Handintegration und direktes Fokusieren
Die in sich abgeschlossenen Heilungssitzungen – wie Entspannung
des Körpers, Ausgleich der Energiezentren, direktes Fokusieren auf
die erkrankten Stellen des Körpers und eine spezielle Heilungs-
meditation – aktivieren das Immunsystem des Körpers und ermöglichen somit Heilung.

Seite B   Intuitive Heilungstechniken
Um Heilkraft zu mobilisieren und freizusetzen, wird der Hörer durch
die «Zen-Meditation der Gegenwart», die indianische «Erd-Hei-
lungs-Technik» und eine speziell entwickelte Meditation aus dem
Programm des Autors geführt.

Cassette 5 «Zurückblicken in deine Kindheit» DM 24,–

Seite A   Freisetzen von Erinnerungen und Energien
Dieses geführte Erinnerungs-Abenteuer bringt Sie zu den verschiedensten Erlebnissen Ihrer Vergangenheit zurück, die Sie zum Teil
vielleicht völlig vergessen haben. Während Sie sich an diese «Erfahrungen» erinnern, erhalten Sie ein tiefes Verständnis für sich selbst
und gewinnen die Vitalität und Ungezwungenheit Ihrer Kindheit
wieder zurück.

Seite B   Wiedergewinnung der Kraft und Freude
Mit Hilfe einer geführten Reise in Ihre Kindheit erfahren Sie die
verschiedenen emotionalen Erlebnisse dieser Zeit und kommen durch
die Erinnerung mit den Traumata wie auch mit den sehr schönen
Zeiten Ihrer Kindheit in Verbindung und lernen diese zu akzeptieren. Das Gleichgewicht zwischen positiven und negativen Erfahrungen ermöglicht es, daß diese Sitzung stets voller Überraschun-
gen ist.

Cassette 6 «Erweiterung des Selbst-Images» DM 24,–

Seite A   Das Selbstbildnis
Mit dieser geführten Phantasie-Reise entdecken Sie Ihr gegenwärtiges Selbstbildnis in den verschiedensten Situationen, sei es unter
körperlicher Herausforderung, in plötzlich auftretenden Stress-Situa-
tionen oder beim Kontakt mit anderen Menschen. Mit jeder Wieder-
holung dieser Cassette können Sie Ihr Selbstbildnis erkennen und
entwickeln lassen.

Seite B   Ein vergnügtes Phantasie-Abenteuer
Während einer halbstündigen Reise durch Ihre Phantasie können
Sie die Freude und Harmonie in Beziehung zur Natur, Freunden
und sich selbst erleben und somit Ihre Fähigkeit für Zufriedenheit
und Lebensfreude erweitern.

Cassette 7 «Problemlösung auf intuitivem Weg»　　　　DM 24,–

Seite A　Wahrnehmung unserer intuitiven Seite
Streß und geistige Erschöpfung reduzieren oft die Fähigkeit, Verständnis für eine schwierige Situation zu zeigen und die damit verbundenen Probleme zu meistern. Dieses Programm zeigt Ihnen, was Intuition ist und wie Sie Ihren intuitiven Geist in kürzester Zeit öffnen und nutzen können, um stressvollen Situationen entgegenzutreten.

Seite B　Geführte Sitzung in das «Erkennen»
Diese meditative Sitzung erlaubt mit Hilfe einfacher Atemtechniken das Transzendieren des linearen Denkens und ermöglicht somit die Nutzung der intuitiven Seite, was oft zu einem plötzlichen Verständnis der Probleme führt und diese sich unerwartet «wie von allein» lösen.

Cassette 8 «Geistige Entwicklung»　　　　DM 24,–

Seite A　Selbstbewußtsein und Balance
Der Bereich unseres Bewußtseins bietet endlose Möglichkeiten der Entdeckung, wenn wir nur unserer Aufmerksamkeit erlauben, sich zu sammeln und in unser Innerstes zu sehen. Mit Hilfe spezieller Techniken, die den Körper und das innere Zentrum in die Gegenwart und somit in Einklang bringen, ist es möglich, die endlosen Potentiale des Geistes zu entdecken.

Seite B　Meditation der geistigen Erweiterung
Die Anwendung einer besonderen Meditation (mit Meditationsmusik des Autors) zeigt Ihnen, wie Sie ein Gleichgewicht zwischen Körper und Geist schaffen, so daß sich die Türen zu Ihrem Selbst öffnen und Sie jedesmal eine neue Erfahrung sammeln können.

BESTELLUNG:

Bitte senden Sie die Titel der gewünschten Tonbandcassetten mit
einem Scheck an folgende Adresse:

Birgitta Steiner
Postfach 6762
D-7800 Freiburg

Postgirokonto: 24 43 42-759 (BLZ 660 100 75)

WOCHENEND-SEMINARE

Diese Seminare bieten die Möglichkeit, die im Buch aufgeführten
Techniken und Meditationen unter Leitung von John Selby direkt zu
erleben und zu diskutieren. Nähere Informationen erhalten Sie unter
obiger Adresse.

Bibliografie

Assagioli, Roberto, *Handbuch der Psychosynthesis*, Freiburg 1978.

Aubel, H., *Atmung und Stimme als Heilfaktor*, Langensalza 1936.

Benson, Herbert, *The Relaxation Response*, New York 1976.

Bergson, Henry, *Time and Free Will*, New York 1960.

Berne, E., *Aerztliche Seelsorge. Grundlagen der Logotherapie und Existenzanalyse*, Wien 1982.

Bicking, B., *Die Gymnastik des Atmens zur Heilung* o.O. 1872.

Bronowski, A., *A Sense of the Future*, Cambridge 1977.

Brown, Barbara, *Supermind*, New York 1980.

Brown, G. W./Harris, T., *Social Origins of Depression: A Study of Psychiatric Disorder in Women*, New York 1978.

Buytendijk, F., *Allgemeine Theorie der menschlichen Haltung und Bewegung*, Berlin, New York 1956.

Capra, Fritjof, *Der Kosmische Reigen*, Bern, München 1977.

Cassem, N. H./Hackett, T. P., «The Coronary Care Unit: An Appraisal of its Psychological Hazards» in: *New England Journal of Medicine* 279:1365, 1968

Castaneda, Carlos, *Der Ring der Kraft*, Frankfurt 1976.

Clark, John, *Characterization of the Resting Breathing Pattern*, Himalayan Inst. Press, 1979.

Collin, Rodney, *The Mirror of Light*, London 1959.

Davidson, R. J., *Behavior Control and Modifications of Physiological Activity*, Englewood Cliffs 1976.

Dossey, Larry, *Die Medizin von Raum und Zeit*, Basel 1984.

Dubos, René, *Man, Medicine, and Environment*, New York 1968.

Dychtwald, Ken, *Körperbewusstsein*, Essen 1981.

Engnolf, H., *Wunder des Atmens*, Stuttgart 1953.

Ferguson, Marilyn, Die sanfte Verschwörung, Basel 1982.

Ferrucci, Piero, *Werde was Du bist*. Basel 1984.

Feuerlein, L., *Stimmarbeit und Heilung*, Leipzig 1934.

Frank, J., «Mind-Body Relationships in Illness and Healing», in *Journal of the International Academy of Preventative Medicine*, Vol. 2, No. 3, 1975, pp 46–59.

Frankl, V. E., *Aerztliche Seelsorge. Grundlage der Logotherapie und Existenzanalyse*. Wien 1982.

Freud, S., *Massenpsychologie und Ich-Analyse. Die Zukunft einer Illusion*, Frankfurt 1982.

Freud, Sigmund, *Das Unbehagen in der Kultur*, 1929.

Friedmann, Mayer, *Type A Personality and your Heart*, New York 1974.

Fromm, E., *Die Furcht vor der Freiheit*, Stuttgart 1981.

Golas, Thaddeus, *Der Erleuchtung ist es egal, wie Du sie erlangst*, Basel 1983.

Gunther, O., «Atmung und Körpergestalt», *D. Arch. klin. Med.* 197:286, 1950.

Green, Elmer, «Voluntary Control of Internal States»; *Journals of Transpersonal Psychology*, 1970.

Heyak, H., *Die menschliche Lunge*, Berlin 1953.

Hofbauer, L., *Atmungspathologie und Therapie*, Berlin 1982.

Hofbauer, L., *Atemregelung als Heilmittel*, Wien 1948.

Hollmann, W., «Psychosomatische Atemtherapie», *Die Heilkunst* 1, 23, 1953.

Horney, K., *Unsere inneren Konflikte*, Frankfurt.

Houston, Jean, *Der Mögliche Mensch*, Basel 1984.

Hymes, A., *Breathing Patterns found in Heart Attack Patients*, Honsdale 1981.

James, W., *Die Vielfalt religiöser Erfahrung*, Olten, Freiburg 1979.

Jung, C. G., *Gesammelte Werke*, Olten, Freiburg o. J.

Kramer, J., *Die Leidenschaft der Erkenntnis*, München 1974.

Leonard, G., *The Ultimate Athlete*, New York 1974.

LeShan L., *How to meditate*. Boston 1974.

Maslow, A. H., *Motivation und Persönlichkeit*, Reinbek 1981.

Nuernberger, P., *Freedom from Stress*, Honsdale 1981.

Ouspensky, P. D., *Tertium Organum*, Bern, München 1973.

Ouspensky, P. D., *Der Vierte Weg*, Basel 1983.

Parow, J., *Funktionelle Atmungstherapie*, Stuttgart 1953.

Penfield, W., *The Mystery of the Mind*, Princeton 1975.

Perls, F. S., *Gestalt Therapie*, Stuttgart 1981.

Podolsky, E., *Music Therapy*, New York 1954.

Progoff, I., *Death and Rebirth of Psychotherapy*, Julian Press 1965.

Rama, Swami, *Science of Breath*, Honsdale 1979.

Rank, O., *Will Therapy*, New York 1945.

Reich, P., et al, «Acute Psychological Disturbances preceding Life-threatening Ventricular Arrhythmias, in *Journal of the American Medical Assoc.* July 17, 1981, pp 233–23.

Reich, W., *Die Funktion des Orgasmus*, Köln o. J.

Rolf, I., *The Integration of Human Structures*, New York 1873.

Schmitt, J. L., *Atemheilkunst*, Bern o. J.

Selby, J., *Powerpoint*, New York 1982

Selby, J. (Scholl, Lisette) *Visionetics*, New York 1975.

Selby, J., *Wieder klar sehen*, Berlin 1983.

Selye, H., *Stress. Lebensregel vom Entdecker des Stress-Syndroms*, Reinbek 1977.

Shah, I., *Die Sufis*, Köln 1982.

Simonton, C., Matthews-Simonton S. A. and Creighton J., *Wieder gesund werden*, Reinbek 1982.

Skinner, B. F., *Beyond Freedom and Dignity*, New York 1971.

Suzuki, D. T., *Training of the Zen Buddhist Monk*, Kyoto 1934.

Stone R. A., and De Leo J. «Psycho-therapeutic Control of Hypertension», in *New England Journal of Medicine* 294:80, 1976.

Thie, John F., *Gesund durch Berühren*, Basel 1983.

Underhill, E., *Mystik, Eine Studie über Natur und Entwicklung des religiösen Bewußtseins des Menschen*

Wallace, R. K., The Physiology of Meditation, *Scientific American*, 1972

Wilson, R. A., *Schrodingers Katze – Das Universum nebenan*, Basel, 1981

Young, M., Bernhard B. and Wallis G., «The Mortality of Widowers», *Lancet*, 1963, p. 454.

Zukav, G., *Die tanzenden WuLi Meister*, Reinbek 1981.

*Das neue Buch über Stretch,
die Entspannungstechnik,
die körperliche und geistige
Harmonie, Willensstärke und
Ausdauer fördert.*

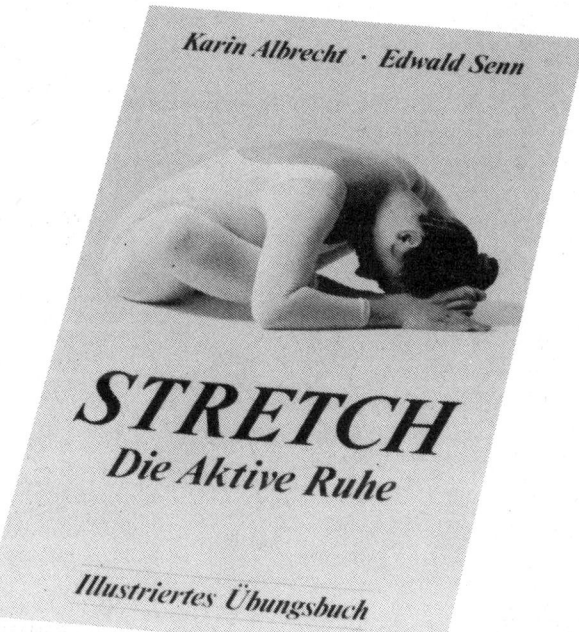

112 Seiten, illustriert
Spiralbindung, 34.–

SPHINX

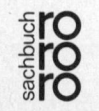

sachbuch rororo

C 2163/2

Gesundheit?

Eine
Auswahl

sachbuch rororo

C 2164/2

Gesundheit!

Anne Kent Rush (Hg.)
Rückenschmerzen
Ungewöhnliche Methoden zur Vorbeugung und Heilung (7902)

Prof. Dr. med. Ferdinand Schmidt
Raucherentwöhnung
(7833)

Lisette Scholl
Das Augenübungsbuch
Besser sehen ohne Brille – eine ganzheitliche Therapie (7881)

Silke Schwartau
Schöner, stärker, schlanker
Werbung und Wirklichkeit.
Die Verbraucherzentrale informiert (7847)

Dagobert Tutsch
Taschenlexikon der Medizin
Über 17000 Namen, Begriffe und
Methoden aus allen Bereichen der Medizin
– präzise und allgemeinverständlich
erklärt (6285)

Eine
Auswahl

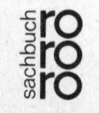
rororo sachbuch

C 2164/2a